Theobald Robert Jäger

**Vom Sterben
zurück**

Buchreihe: Lebenserfahrungen

Theobald Robert Jäger

Vom Sterben zurück

Leben ohne Erinnerung
Erfahrungen eines Koma-Patienten

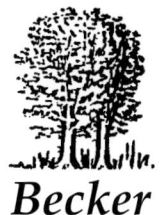

Becker

Bibliografische Information Der Deutschen Bibliothek:
Die Deutsche Bibliothek verzeichnet diese Publikation
in der Deutschen Nationalbibliografie;
detaillierte bibliografische Daten sind im Internet
über http://d-nb.de abrufbar.

Verlag Hartmut Becker
Bücher zu Schlüsselfragen des Lebens
In den Borngärten 9
35274 Kirchhain
Tel.: (0 64 27) 93 04 55 · Fax: (0 64 27) 93 04 57
E-Mail: verlag-hartmut-becker@t-online.de

www.verlag-hartmut-becker.de

1. Auflage 2009
2. Auflage 2009
3. Auflage 2010

© 2009 Verlag Hartmut Becker, Kirchhain
Gesamtherstellung und Lektorat:
Hartmut Becker
Druck und Weiterverarbeitung:
Fuldaer Verlagsanstalt GmbH & Co. KG, Fulda

ISBN: 978-3-929480-38-2

Inhalt

Einführung

Liebe Leserin, lieber Leser,

es geschah im Mai 1982. Montagmorgen. Er hatte früh am Morgen einen Zahnarzttermin. Ein kleiner operativer Eingriff war geplant. Deshalb fuhr er nicht in die Universität. Wie jeden Morgen brachte ich vor meinem Arbeitsantritt unsere Tochter zur Oma. So war er allein in unserer Wohnung, kleidete sich an und wusch sich. Was dann geschah, lässt sich nur vermuten. Als ich ihn am Nachmittag fand, lag er diagonal im Badezimmer – als hätte ihn jemand dort so hingelegt. Sein Kopf lag auf der Personenwaage, seine Augen waren weit aufgerissen, er krampfte, und Schaum klebte an seinen Lippen. Später fiel es den Ärzten schwer zu glauben, dass er vom frühen Morgen bis zum Nachmittag in diesem Zustand in unserem Badezimmer bei spontaner Atmung gelegen hatte.

Drei Jahre waren wir zu diesem Zeitpunkt verheiratet. Er war fünfundzwanzig Jahre alt und studierte im zweiten Semester Physik in der siebzig Kilometer entfernten Universitätsstadt Göttingen. Ich arbeitete in unserer Heimatstadt, sorgte für unser Einkommen – und unsere siebzehn Monate alte Tochter für die Vollständigkeit unseres Glücks. Was an diesem sonnigen Maitag geschah, fühlte sich unwirklich an. Wie ein Film. Aber es war brutale Realität.

Erst nachdem man ihn mit dem Rettungshubschrauber in die Uniklinik Göttingen transportiert hatte, benötigte er künstliche Beatmung. Um Mitternacht erfuhren seine Schwester und ich, was in all den Stunden geschehen war, die wir in Ungewissheit wartend verbracht hatten. Behutsam und sachlich klärte man uns darüber auf, dass er eine massive Blutung im Zentralgehirn hatte. Während einer langen Operation hatte man seinen Kopf geöffnet und eine Entlastung gelegt. Wir sollten uns keine Hoffnung machen. Die Chancen stünden nur 1 : 10 000, dass er diesen Zustand überleben würde ...

Die zweieinhalb Wochen, die er dann im Koma lag, waren von vielen Komplikationen begleitet. Gleich zu Beginn dieser Zeit ließ mich der Verdacht nicht los, er fühle sich wohl – da, wo er war. So besuchte ich ihn täglich, um ihn daran zu erinnern, zurück in unsere Welt kommen zu wollen.

Bei all der liebevollen Pflege, die mein Mann auf der Intensiv-Wachstation erfuhr, spürte ich, dass das Pflegepersonal und die Ärzte mir es nicht wirklich wünschten, dass er aufwachen würde. Die Situation ließ nur eine Schwerbehinderung als Folge der Blutung erwarten. Wie sollte so eine kleine Person wie ich diesen großen, stattlichen Mann pflegen?

Doch er wachte auf! Seine Schwester und ich durften es erleben, wie er zum ersten Mal wieder seine Augen aufschlug und die Fragen der Krankenschwester beantwortete. Dass es absolut keine Selbstverständlichkeit war, dass er im Anschluss sofort in eine Rehaklinik überführt werden konnte, wurde mir erst viele Jahre später durch eine Fernsehreportage über Komapatienten bewusst.

Ich hatte ihn zurück – oder doch nicht? Wer war dieser hilflose, abgemagerte, kahl geschorene junge Mann? Weder sein Äußeres noch sein Wesen erinnerten an den Mann, mit dem ich bisher mein Leben verbracht hatte. Vom Gehen bis zum Rechnen und Schreiben musste er alles erneut lernen. Dabei galt es für ihn zu recherchieren, wer er vor dem Koma war. Wie er war. Was liebte, was hasste er?

Ich machte es mir zur Aufgabe, ihn an die Zeit vor dem Koma zu erinnern, Vertrautes in Erinnerung zu rufen. Aber selbst ich war ihm fremd. Sein Kind ebenfalls. Alles vergaß er sofort wieder. Es sollten Jahre vergehen, bis er sich die alltäglichsten Dinge wieder angeeignet hatte.

Die Langsamkeit ist bis heute ein Handicap, mit dem er sich gleichwohl arrangiert hat. Vier Jahre nach der Gehirnblutung stieg er wieder in die Berufswelt ein. Das Studium fortzuführen war nicht möglich. Die verbliebene Einschränkung war hierfür zu groß. Ich glaube, niemand kann nachvollziehen, welche Strapazen und Frustrationen für ihn damit verbunden waren, ein normales Leben zu führen. Selbst ich, die Frau an seiner Seite, kann es nur ahnen.

In dieser Schilderung gibt mein Mann wieder, wie er sein Umfeld in der Zeit nach der Gehirnblutung wahrnahm. Wie er empfand, fühlte, sah, hörte, schmeckte und roch. Es brauchte sechsundzwanzig Jahre vom ersten Gedanken bis zur Fertigstellung dieses Buches. Seine Ausdauer, Beharrlichkeit und Disziplin haben mit dazu beigetragen, dass er gesund geworden ist – und dieses Werk nun doch noch entstanden ist. Es gibt ausschließlich die Sicht meines Mannes wieder. Manche Dinge decken sich vielleicht nicht vollständig mit der Realität – denn er schildert seine Wahrnehmung, seine Erinnerungen, die langsam, ganz langsam zurückkehrten.

Ute Jäger, Ehefrau des Autors
November 2008

Gefangener des Augenblicks

Vielleicht sind nur die Tage, Wochen und Jahre zu betrachten, in denen ich sehr eingeengt leben musste – wie ein Gefangener des Augenblicks, nicht mehr fähig, nur wenige gehörte Worte, einen bedeutenden, lebenswichtigen Gedanken oder die längsten, schönsten Erlebnisse im Gedächtnis festzuhalten. Es war ein Gefühl, wie wenn Menschen, Szenen, Worte und Begegnungen vorbeifliegen wie eine Landschaft beim Blick aus dem Fenster eines ICE bei Tempo 300. Eines ICE, der nur fährt, nie anhält und erbarmungslos die Chance verweigert auszusteigen.

Dieses Gefühl ist keinesfalls unbeschreiblich. Es ist die Hölle!

»Wie heißen Sie?«

Von den Sorgen und der Niedergeschlagenheit seiner Familie während der letzten Zeit wusste er nichts. Auch nichts von den knapp drei Wochen, die er ohne Hoffnung auf ein Erwachen im Koma gelegen hatte. Seine Frau hatte ihn bewusstlos im Badezimmer gefunden.

An diesem Tag war er nur zufällig wegen eines Zahnarzttermins zu Hause gewesen, den er am Vormittag wahrnehmen wollte. Nachmittags wollte er zur Uni nach Göttingen fahren, die er an diesem Tag auch noch erreichen sollte. Allerdings in einer Fakultät, die er sich nicht vorgestellt hatte.

Den ganzen Tag hatte er sich nicht gemeldet. Die Zahnarztpraxis rief bei seiner Frau im Büro an und erkundigte sich nach ihm, weil eine kleine Operation durchgeführt werden sollte und sie auf ihn warteten. Das war am Vormittag. Da sich die Zahnarztpraxis danach nicht mehr meldete, fuhr sie erst nach ihrem Feierabend nervös und unruhig zu ihrer Wohnung.

Zuerst wollte sie nachsehen, ob zu Hause alles in Ordnung sei, und so holte sie ihre kleine Tochter noch nicht von ihren Schwiegereltern ab und ging allein in die Wohnung.

Nachdem sie ihn gefunden hatte, rief sie die Zahnarztpraxis an, um zu fragen, was dort geschehen sei, erfuhr dort aber nur, dass er dort nicht angekommen sei, und man sagte ihr die Notrufnummer, die sie anzurufen habe.

Die Zeit, die sie dann auf den Krankenwagen warten musste, schien unendlich, denn die Helfer ließen sich Zeit, als hätten sie gewusst, dass er schon einige Stunden so dagelegen hatte.

Vom Krankenhaus wurde er mit einem Rettungshubschrauber in die Uniklinik Göttingen geflogen, in der sie eine Gehirnblutung diagnostizierten. Er würde nicht mehr aufwachen, wurde ihr gesagt. Von zehntausend Patienten würde nur einer eine so schwere Blutung überleben.

Doch nach fast drei Wochen schlug er seine Augen auf, und jetzt saß er in einem Rollstuhl in einer neurologischen Rehabilitationsklinik. Dort, irgendwo in einem Labyrinth von Gängen mit lauten Geräuschen und fremden Gerüchen, schob sich ein asiatisches Gesicht in seinen Sehbereich und fragte ihn: »Wie heißen Sie? Wo kommen Sie her? Kennen Sie eine Stadt in der Nähe?«

Wie ein Klang aus der Unendlichkeit wirkte die Frage nach seinem Namen und ließ ihn in Nachdenklichkeit versinken, während der kleine Mann, der ihn ansprach, seine ernsthafte, gedankenvolle Miene nicht veränderte. Die Fragen hatte er verstanden – er kannte aber nicht die Antwort. Auch sein Gesicht veränderte sich nicht, während er überlegte und der Mann, der ein Stethoskop an seinem Hals trug, ohne eine Antwort auf seine Fragen weitergehen musste. Dass er seinen eigenen Namen nicht kannte, erschien ihm nicht verwunderlich und auch nicht, dass er nicht sagen konnte, wo er war.

Er wusste nichts von der Ursache und auch nicht, dass dies an seinem Gedächtnis lag oder daran, dass er jetzt kein Gedächtnis mehr hatte. Falls er doch noch eins haben sollte, so war es jetzt so leer wie eine restlos gelöschte Festplatte eines Computers, ohne die Fähigkeit, etwas festzuhalten oder zu speichern.

Bis vor Kurzem hatte ihm diese wichtige Funktion seines Gehirns zuverlässig alle wichtigen Erlebnisse und Ereignisse seines Lebens jederzeit abrufbereit zur Verfügung gestellt. Nie war ihm bewusst gewesen, wie wertvoll und kostbar das Erinnerungsvermögen ist. Auch nicht, dass Leben ohne Erinnerung eigentlich kein wirkliches Leben mehr ist. Nicht mehr als die Reflexion eines blinden Spiegels.

Wie sollte er jetzt weiterleben? Ohne die vielen wertvollen Erfahrungen und Erlebnisse aus seiner Kindheit und ohne die

Zeit, in der er erwachsen wurde? Ohne den Duft seiner ersten Zigarette mit seinen Freunden im Gebüsch und ohne die Erinnerung an die Tage in der Sonne, als ihm sein Vater das Schwimmen beibrachte? Ohne den ersten Kuss mit einem Mädchen und ohne den ersten Kuss mit ihr, die seine Frau wurde? Ohne die vielen anderen von ihm erlebten Kostbarkeiten, die immer noch sorgfältig aufgereiht wie unschätzbar wertvolle Perlen an einer Kette irgendwo in seinen Milliarden Gehirnzellen abgespeichert waren, die er aber nicht wiederfinden konnte.

Das Handicap, sich auch an soeben Gesehenes oder Gehörtes nicht mehr erinnern zu können, war ihm noch nicht zu Bewusstsein gekommen. Aber das war der Grund, weshalb er den Raum nicht kannte, in dem er untergebracht war, oder das Bett, in dem er lag.

Den kleinen Bereich, der wie ein Krankenhauszimmer aussah, hatte er noch nicht wirklich sehen können, denn mit seinen Augen schien etwas nicht in Ordnung zu sein. Es war so, als hätte sie ihm jemand verstellt wie Autoscheinwerfer, von denen der eine nur den rechten Straßengraben ausleuchtete und der andere die Radfahrer links auf dem Radweg blendete. Er konnte nur mit doppelten Konturen sehen, so, als hätte er zu viel Alkohol getrunken.

Was zu ihm in den letzten Tagen gesagt worden war, hatte er gehört, aber sofort vergessen. Sein Kopf war leer. Mit dem Mann ohne Namen, der sich mit ihm das Zimmer teilte und der immer nur schlief, hatte er bisher kein Wort gewechselt. Er wusste nicht, wie der Ort hieß, in dem er nun leben musste, und auch nicht, welche größere Stadt in der Nähe lag oder dass er jetzt Patient in einer neurologischen Klinik war. Die Schwestern, Ärzte und Therapeuten, die er täglich traf, waren ihm fremd.

Schlug er schon vor dem Wecken seine Augen auf, stellte er sich nur eine Frage: Wo bin ich?

14

Jeden Morgen zeigten ihm die ersten zarten Sonnenstrahlen, dass er das, was er erkennen konnte, vorher nie gesehen hatte. Auch die beunruhigenden Geräusche auf dem langen Flur, den er vor der Zimmertür vermutete, konnte er nicht mit seinem Leben in Verbindung bringen. Er lebte. Aber warum war er hier?

Sein Tag begann für ihn damals nicht am Morgen. Sein Tag begann für ihn bei jedem Atemzug, der ihm bewusst wurde. Vom Wachwerden bis zum Einschlafen, die ganze Zeit. Als er das erste Mal bemerkte, dass er in einem Rollstuhl saß, war er allein. Warum er in einem Stuhl mit Rädern saß, wusste er nicht, war deshalb aber auch nicht beunruhigt. Vielleicht nur ein wenig nervös, weil er seine Umgebung ja nur sehr diffus und mit doppelten Konturen sah. Dabei konnte er den Rollstuhl sehr genau wahrnehmen mit seinem verchromten Stahl, der die Sonnenstrahlen in seine schief stehenden Augen reflektierte. Auch die Stufen einer Kellertreppe konnte er erkennen. Das helle Sonnenlicht, das auch seine Beine erwärmte, weckte in ihm keine Erinnerungen an längst vergangene Sommer, und dennoch fing er an, sich wohl zu fühlen, ohne zu wissen, dass in diesen Augenblicken in ihm auch nicht kleinste Spuren von Erinnerung existierten. Sie waren noch in seinem Gehirn irgendwo vorhanden, für ihn aber unerreichbar, so, als wäre seine Vergangenheit ohne ihn gestorben.

Langsam bewegte er die Räder seines Stuhls vor und zurück, ohne loszufahren. Als kleiner Junge hatte er einmal auf seinem Dreirad gesessen und die Räder seines kindlichen Fahrzeugs langsam vor und zurück bewegt. Dabei hatte er direkt vor der Außenkellertreppe seines Elternhauses gestanden und darüber nachgedacht, ob er diese steile Treppe vielleicht hinunterfahren könnte. Er ließ sich mit dieser Frage damals viel Zeit, bevor er losfuhr.

Die Bildfetzen von Kellertreppe, Treppengeländer, Treppenstufen, Dreiradlenker und Ende der Treppe beim abschließenden Aufprall waren ihm immer in Erinnerung geblieben. Auch wie er danach auf dem elterlichen Sofa aufwachte und der Arzt, der ihm eine Spritze geben musste, sich verabschiedet hatte, konnte er nie vergessen. Doch wo hätte er dieses Erlebnis aus seiner frühesten Kindheit, aus dem er Wichtiges lernen konnte, *jetzt* in seinem Gehirn finden können? Sollte diese Erfahrung, die er früher nie vergessen hatte, jetzt für immer verloren sein?

Doch darüber dachte er nicht nach. Er genoss nur den schönen Tag mit dem warmen Licht und dem bequemen Sitz in einem Stuhl mit Rädern. Doch nicht lange, da ihn plötzlich unerwartet ein widerlicher Geruch störte. So etwas Scheußliches hatte er nie zuvor gerochen, da war er sich sicher, und wollte fliehen. Aber wohin? Er hatte nicht die geringste Ahnung, wo er sich aufhielt und wohin er fahren könnte.

Schließlich gelang es ihm, eine zarte, weiße Rauchfahne zu sehen, die ihm genau die Stelle zeigte, an der eine Zigarettenkippe auf dem Boden diesen Gestank verursachte. Dabei hatte er den Eindruck, als hätte er nie zuvor wahrgenommen, wie ekelhaft Zigarettenqualm riecht. Als würde seine Nase das erste Mal mit diesem Gestank konfrontiert. Der Grund dafür lag darin, dass er in diesen Tagen seines Lebens außergewöhnlich gut riechen konnte. Seine Nase arbeitete vielleicht sogar so gut wie eine aus Grasse in Südfrankreich, wo Düfte für Parfüm kreiert werden.

Während er mit gesenktem Kopf auf seine Beine blickte, hörte er Stimmen, die er noch nie gehört hatte. Auch die Wörter, die von ihnen gesprochen wurden, kannte er nicht, und dann wachte er, mit seinem Kopf auf einer Tischplatte liegend, auf. Den Qualm der Zigarette hatte er längst vergessen und konnte deutlich hören, dass er sich nicht allein in einem engen Zimmer befand. Die anderen Menschen in diesem Raum sprachen alle zur gleichen Zeit, allerdings nicht den gleichen Text. Ohne einen Versuch, vielleicht doch noch etwas zu verstehen, blieb er mit seinem Kopf auf dem Tisch liegen und schlief wieder ein.

In einem anderen Raum überraschte ihn eine junge Frau mit der Frage:»Können Sie mir Ihren Namen sagen?«

Blitzartig stand sie vor ihm und strahlte ihn an. Wie sie auf ihn zugekommen war und woher sie so schnell gekommen war, hatte er nicht beobachten können. Völlig unerwartet war ihr Gesicht lächelnd in sein Blickfeld eingetaucht. Die Frage nach seinem Namen wirkte wieder wie eine Stimme aus der Unendlichkeit, und er überlegte:»Ach ja, einen Namen müsste ich haben – aber welchen?«

Eine Zeit lang fand er keine Antwort. Dann schrieb er seinen Namen auf ein Blatt Papier, das sie ihm hingelegt hatte. Vielleicht nur, weil er völlig sicher war, einen Namen zu haben, schrieb er ihn auf und noch ein paar Worte dazu, die sie, nachdem sie diese gelesen hatte, fragen ließen:»Wieso denn das?«

Er selbst wusste schon nicht mehr, was er gerade geschrieben hatte.

Einmal dachte er, er kenne sich zweifellos in diesem riesigen Gebäude aus und wisse, wo er sich befinde. Aber er kannte sich in dem für ihn verwirrend ausgedehnten Gebäude und seinen Gängen keinesfalls aus und hatte auch keine Ahnung von seinem Aufenthaltsort.

Besonders beängstigend war es für ihn, wenn er auf einem unendlich langen Gang aufwachte und nicht wusste, woher er kam und wohin er sollte. Alles, was er sehen konnte, sah er das erste Mal, mit doppelten Konturen.

In diesen Sekunden fühlte er sich einsam und völlig verlassen, so, als hätten ihn alle stehen lassen und das Leben ginge ohne ihn weiter.

Eine ganz andere Szene spielte sich auf einem kleinen Balkon ab. Dort saß er wie aus heiterem Himmel und war sich sicher, dass er diesen Platz kannte. Auch die Personen, die mit ihm in diesem engen Bereich saßen, erschienen ihm wie alte Bekannte, deren Namen er aber nicht hätte sagen können. Er hatte nicht die geringste Vermutung, woher sie kamen, und nachdem sie gegangen waren, konnte er sich nicht an einen Abschied erinnern und auch nicht daran, dass sie bei ihm gewesen waren.

So unerwartet sie gekommen waren, waren sie auch wieder verschwunden.

Als sie ihn in einen Fahrstuhl schoben, wachte er auf und bemerkte einen öligen, stinkenden Geruch. Dieser Geruch und das langsame Ruckeln des Gefährts erschienen ihm bekannt, und er war sicher, dass er in diesem kleinen Kasten ohne Fenster schon einmal gefahren war. Er hatte etwas Angst, weil er nicht wusste, wo dieser Fahrstuhl ihn hinbringen würde, und weil es nicht viel Licht gab. Außerdem saß er in einem Rollstuhl, einem Stuhl, in dem er noch nie Fahrstuhl gefahren war. Und dann hatte er wieder nicht beobachten können, wie er aus diesem Fahrstuhl in dieses Bett gekommen war, in dem er nun lag, mit der für ihn unbeantworteten Frage: Wo bin ich?

Er befürchtete, dass dieses Bett nicht sein Bett war. Alles, was er bei schwachem Licht erkennen konnte, hatte für ihn nichts mit seinem Leben zu tun, und er war überzeugt, dass etwas völlig falsch gelaufen sein müsse. Vielleicht eine Verwechslung? Wieso lag er im Krankenhaus? »Hoffentlich klärt sich dieser Irrtum bald auf, und ich komme hier raus!«, dachte er.

Aber leider war es kein Irrtum, und bedauerlicherweise befand er sich erst am Anfang eines sehr langen Weges, der kaum zu begehen sein sollte. Ohne Gedächtnis ...

Die Nacht war längst vorbei, als er unvorbereitet von einem Mann in weißem Kittel gefragt wurde, warum er nur so in die Gegend gucke und ob er nicht lieber mal etwas lesen wolle.

Doch noch bevor er beginnen konnte, über diese Fragen nachzudenken, hatte er den Fragenden aus den Augen verloren und saß in seinem Stuhl unerwartet in einem kleinen Raum an einem Tisch, in dem er auch noch andere Menschen in Rollstühlen bemerkte. Auch diesmal wusste er wieder nicht, warum er in diesem Zimmer war und was er dort bisher gemacht hatte.

Eine junge Frau stand vorn und fragte, ob jemand ihren Namen kennen würde. Sofort wurde ihr Name von einigen laut gerufen, worauf sie erstaunt fragte: »Was habe ich nur für einen Namen? Immer ist jemand dabei, der meinen Namen nicht vergessen hat!«

Draußen konnte er den Sommer mit seiner warmen Luft spüren, und dann war diese junge Frau spurlos verschwunden, und er sollte sie erst viel später wieder sehen. Wie er selbst diesen Raum verlassen hatte, hatte er nicht beobachten können.

Dann stand er auf einem langen Gang voller Geräusche. Nichts von dem, was sich um ihn herum abspielte, konnte er wahrnehmen oder erfassen. Nicht nur, weil er schielte, sondern auch, weil alles zu schnell ablief. Ununterbrochen gingen Menschen an ihm vorbei, die ihn nicht bemerkten.

Alles schien ohne Plan und völlig chaotisch abzulaufen, als überraschend aus diesem schnellen Gewimmel von Menschen, Stimmen und Geräuschen direkt vor ihm ein Mädchen auftauchte. Ganz nah stand sie plötzlich vor ihm, und er wusste sofort: Er kannte sie. Er kannte ihre Haare, ihre Stimme und ihren Mund. Und dieses Gefühl, das er schon immer gehabt hatte, wenn er sie sah. Das Gefühl, das ihm sagte, sie würde zu ihm gehören und dass es zu ihm und ihr eine Geschichte geben müsse. Dennoch hätte er nicht ihren Namen sagen können, und er wusste auch nicht, wer sie war.

Unerklärbar war für ihn auch, dass er sie hier in dieser fremden Umgebung traf, mit der er sie und sich selbst in keiner Weise in Verbindung bringen konnte. Es war einfach alles so merkwürdig! Viel zu schnell war sie dann verschwunden, und er konnte sich sofort danach nicht mehr daran erinnern, dass sie bei ihm gewesen war.

Die Zeit gab es für ihn in diesen Tagen nicht. Er wusste nicht, in welchem Jahr er lebte, und kannte auch nicht das Tagesdatum. Doch das alles war ihm noch nicht bewusst. Ob es Tage oder Wochen waren, die er an diesem fremdartigen Ort verbracht hatte, hätte er nicht sagen können. Immer wieder wurde er plötzlich wach und fing an, seine Umgebung zu beobachten. Immer wieder nur für einen kurzen Moment, den er wenige Sekundenbruchteile danach wieder vergessen hatte. Alles um ihn herum geschah ohne Ankündigung oder Vorbereitung. Plötzlich, blitzartig, überraschend, aus heiterem Himmel, völlig unvermutet! Konnte er sich deshalb nichts merken? Begann für ihn deshalb immer wieder alles von vorn? Wusste er deshalb nicht, wie das Mädchen hieß, das vor ihm stand, und wer sie war?

Ohne vorherige Bekanntgabe oder Andeutung befand er sich in einer kleinen Gruppe, die um einen Tisch herum saß. Er wusste nicht, warum er dort war oder wie er dort hingekommen war. Auf dem Tisch entdeckte er vor sich etwas, was wie ein Spiel aussah, mit leichten Rechenaufgaben wie zum Beispiel 2+3=? Die Ergebnisse der Aufgaben standen auf kleinen Täfelchen, die in ein Grundbrett eingefügt werden konnten, wenn das Ergebnis richtig war.

Erfreulicherweise konnte er sich in diesem Moment nicht daran erinnern, dass er noch vor Kurzem in Mathematikvorlesungen gesessen hatte. Langsam, sehr langsam begann er mit dem Rechnen. Zunächst machte ihm diese Art von Rechnen sogar Spaß, doch als er sich für ein Ergebnis entschied, das er nicht einfügen konnte, wurde er ungeduldig, rechnete aber weiter. Wie lange er sich mit dieser Art von Rechnen geplagt hatte, war seiner Aufmerksamkeit wieder entgangen.

Plötzlich lag er auf einer Sportmatte in einem großen, kalten Raum im Jogginganzug. Eine Frau im Sportanzug sprach zu ihm und zeigte ihm Übungen, die er nachmachen sollte. Übungen wie z. B., im Liegen ein Bein anzuheben. Er hatte keine Ahnung, warum ihm eine so einfache Bewegung ziemlich viel Mühe bereitete.

Was er dort außerdem noch gemacht hatte, hatte er schnell vergessen. Er wusste auch nicht, wie er von dieser Sportmatte in diesem großen Raum in ein kleines enges Zimmer gelangen konnte, in dem er mit einigen anderen saß, die Behinderungen hatten. Er bemerkte, dass einige sehr langsam sprachen und dass auch Kinder dabei waren. Warum war er in diesem Raum? Zusammen mit diesen Menschen?

An einem anderen Ort in dem für ihn sehr unübersichtlichen Gelände wurde er erneut mit der Frage nach seinem Namen aus seinen Gedanken gerissen. Er wusste ihn nicht und konnte auch nicht sagen, wo er dort war, was er dort bis zu diesem Moment gemacht hatte und warum er dort war. Es gab nichts, woran er sich erinnern konnte.

Dann saß er vor einem kleinen Tisch. Diesmal bemerkte er noch andere Tische, die in einer langen Reihe auf einem Flur standen, an denen Menschen in Rollstühlen saßen. Nur flüchtig interessierte ihn, wie er an diesen Tisch gekommen war. Sehr laut war es dort, und alle schienen nur wirres Zeug zu reden. Dann sah er, dass ihm jemand ein Handtuch um den Hals gebunden hatte. Er saß hinter einem Handtuch? Doch auch diesmal ging es schnell weiter, und die Räder seines Stuhles drehten sich wieder. Er wusste nicht, von wem er geschoben wurde, dachte aber kurz, einen kleinen Bruchteil einer Sekunde, »essen?« und bekam etwas Hunger.

Kurz danach interessierte ihn nur noch die Frage, wo er wohl diesmal hingefahren würde, und er befürchtete, dass es anstrengend werden würde. Eigentlich wollte er nicht mehr mitmachen, doch die Situation entspannte sich plötzlich, als er bemerkte, dass er von dem Mädchen geschoben wurde. In ihrer Nähe fühlte er sich wohl, aber warum saß er im Rollstuhl?

Diesmal bemerkte er auch, dass er seinen linken Arm nicht richtig bewegen konnte. Was war mit seinem linken Arm? Nur kurz machte er sich Sorgen, dann hatte er alles wieder vergessen und stand in seinem Rollstuhl vor einer Tür. Es waren auch noch andere da, die in ihren Stühlen warteten. Worauf er dort wartete, wusste er nicht und begann, die Tür zu beobachten. Diese Tür würde sich doch bestimmt irgendwann öffnen, dachte er sich. Entweder hatte sich diese Tür nie geöffnet, oder sie hatte sich geöffnet, und er hatte zufällig in diesem Moment nicht aufgepasst. Gesehen hatte er es nicht.

Dann empfand er eines Tages ein beunruhigendes Gefühl, weil er nie Informationen bekam, wo und wann er seine Termine hatte. Er war auch der Meinung, er habe zu viele Termine, und wusste nicht, ob er überhaupt genug Zeit zum Schlafen hätte. Natürlich wusste er auch nicht, wo er war und warum er dort war.

Doch dann stand sie, das Mädchen, plötzlich vor ihm. Mit diesem großen Haus schien sie nichts zu tun zu haben. Doch warum war sie dort, wo immer das auch war? Er fragte sie, ob sie ihm nicht sagen könne, wo er sei und warum er dort sei. Während sie ihm liebevoll erklärte, wo er war und wie er dort hingekommen sei, vergaß er jedes ihrer Worte. Als er schon nicht mehr zuhörte, sah er plötzlich jemanden im Rollstuhl vorbeifahren, der diesen mit den Füßen vorwärts bewegte, und entdeckte, dass diesem Rollstuhlfahrer der Kopf völlig kahl rasiert war. Sofort wurde er unruhig und vermutete, dass etwas Schreckliches passiert sein müsse. Eine Katastrophe?

Sie schob ihn schnell in das helle Licht des Sommers. Er genoss es und ärgerte sich nur, dass er seine Füße anheben musste, da an seinem Rollstuhl die Möglichkeit fehlte, sie abzustellen. Noch bevor sie in einem Park ankamen, erschreckte ihn ein Gedanke. Verwechselte sie ihn mit einem anderen? »Hoffentlich merkt sie das nicht so schnell und schiebt mich noch ein wenig!«, dachte er.

Die Luft war voller interessanter Gerüche, und es war warm. Dann bemerkte er ein kleines Kind, das eine Holzente hinter sich herzog, direkt auf ein Wasserbecken zuging und die Holzente ins Wasser warf. Dort wäre er gern geblieben, bei den beiden, im warmen, hellen Sommer; doch auch diesmal verschwand das Wahrgenommene aus seinen Augen, und er wusste schon kurz danach nicht mehr, dass sie bei ihm waren.

Diesen Augenblick legte er aber in seinem Lanzeitgedächtnis ab und konnte sich genau an diesen Moment noch viele Jahre später erinnern und auch an die warme Luft an diesem Tag.

Die Zeit lief weiter. Viel zu schnell für ihn. Einmal sah er ein Schild über sich hängen und versuchte, es zu lesen, da er vermutete, dieses Schild könnte Informationen über seinen Aufenthaltsort enthalten. Doch er konnte es nicht entziffern, denn es war zu weit entfernt, wie alles andere auch, und so meinte er, in einem riesigen Raum zu leben. Ohne Anhaltspunkte, die er sich merken konnte. Die langen Gänge, durch die er geschoben wurde, schienen zu einem Irrgarten ohne Anfang und Ende zu gehören. Immer wieder wurde er an irgendeiner Stelle stehen gelassen, ohne Informationen, wie es weitergehen sollte. Nie wusste er, woher er gerade kam, und auch nicht, wohin er fahren sollte und wo er erscheinen müsse. Alles erschien ihm fremd und unbekannt, da er sich nie erinnern konnte, es schon einmal gesehen zu haben.

Erinnerungen – wie Segelflugzeuge

Das Erste, das sich in seinem Gedächtnis festsetzte, war eine Tür, die sich automatisch öffnete und wieder schloss, mit dem dabei entstehenden Geräusch. Auch der lange Gang ohne Fenster davor, durch den er geschoben wurde und in dem es jedes Mal nach Wäsche roch, erschien ihm schließlich bekannt. Dieser Gang schien zu einem Keller zu gehören. Dann wusste er auch, dass es nach dieser Tür anstrengend, kalt und laut wurde und dass er dort immer eine Zeit lang in seinem Stuhl warten musste, bevor es weiterging. Er wusste aber nicht, wo er war und warum er dort war. Auch an anderen Stellen ließ man ihn immer wieder stehen, ohne Information. Aber immer wieder setzte sich sein Stuhl auch wieder von allein in Bewegung, und es ging weiter. Irgendwohin. Und irgendwann vermutete er, dass er sich um nichts zu kümmern brauche. Dass es schon irgendwie weitergehen werde.

Aber die Unruhe in ihm blieb, weil er nicht wusste, wo er war und warum er dort war. Diese Unruhe und Ungewissheit wurden nur kurz unterbrochen, wenn das Mädchen bei ihm war. Sie war die Einzige, die er zu kennen glaubte, obwohl er nicht wusste, wer sie war. Eigentlich war ihm nur das Gefühl bekannt, das er empfand, wenn er sie sah. Er war sicher, dieses Gefühl schon immer gespürt zu haben. Als er sie dann fragte, ob sie wisse, wo er sei und warum sie dort seien, war es nicht das erste Mal, dass er ihr diese Frage stellte. Ihre Antwort konnte er sich nicht merken und musste deshalb immer wieder fragen.

Waren es die Lichtstrahlen, die damit begannen, ihm das Zimmer zu zeigen, oder waren es die Rufe vor der Tür, die ihn wach werden ließen? »Hilfe, ich will hier raus!« Oder: »Polizei!« Er wusste es nicht. Konnte er liegen bleiben? Musste er jetzt aufstehen? Er wusste auch nicht, dass er ohne Hilfe gar nicht aufstehen konnte. Vor der Tür wurde es lauter und unruhiger, und dann saß er schon wieder in diesem Rollstuhl und musste warten. Wieder hatte er nicht beobachten können, wie er aus dem Bett gekommen war und was danach passiert war. Die Lücken in seiner Erinnerung waren zu groß, und er fragte sich: »Wo bin ich? Wie bin ich hierher gekommen? Was für ein Tag ist heute?«

Diese Tür, die sich automatisch öffnete und schloss, und das Geräusch, das diese Tür dabei machte, waren ihm schließlich vertraut. Er meinte auch, durch den langen Gang ohne Fenster, in dem es nach Wäsche roch, schon einmal geschoben worden zu sein, und war sicher, dass es nach dieser Tür kalt, laut und anstrengend würde. Schreie konnte er dort gelegentlich auch hören. Die Zeit, die er dort warten musste, erschien ihm unendlich.

Irgendwann kam dann jemand zu ihm, und er wurde auf eine große Sportmatte gelegt, auf der er anstrengende Übungen machen musste, an die er sich aber nie erinnern konnte. Als er einmal aus dem Rollstuhl aufstehen wollte, um zu gehen, gelang es den dort Arbeitenden, ihn noch rechtzeitig aufzufangen. Er wusste nicht, dass er nicht gehen konnte. Als sie ihn irgendwann danach zum Warten auf eine harte Holzbank setzten, spürte er, dass er direkt auf seinen Knochen saß.

Doch dann kam der Tag, an dem er sich merken konnte, dass er schwer krank gewesen war, dass es ihm aber jetzt schon viel besser ging und er wieder gesund werden würde. Das sagte ihm das Mädchen, und er glaubte jedes ihrer Worte. »DU WIRST WIEDER GESUND!«, sagte sie zu ihm. Eine für ihn wichtige Botschaft, die eine äußerst entscheidende Wirkung auf seine gesamte Rehabilitation und auf sein weiteres Leben haben sollte.

Er war sofort davon überzeugt, dass er diese unruhige, hektische Klinik schon bald verlassen könne, konnte zu diesem Zeitpunkt aber nicht wissen, was ihn noch erwarten würde und wie mühselig sein Leben werden sollte.

Dann konnte er sich auch daran erinnern, dass das Mädchen ihm gesagt hatte, sein Kurzzeitgedächtnis sei gestört und deshalb vergesse er alles immer wieder. Was das bedeutete, wusste er sehr genau. Er lebte nur im Augenblick. Immer nur für unglaublich kurze Momente. An das, was er soeben erlebt hatte, konnte er sich schon nicht mehr erinnern.

Ihm fehlte der Glanz der Erinnerung, der das Leben möglich macht. Der Glanz, der von den Gedanken noch eine Zeit lang im Gedächtnis bleibt und der erkennen lässt, was soeben geschehen ist. Der Glanz, ohne den das Leben in ein Trauergewand eingehüllt scheint. Doch ihre Aussage, er würde wieder gesund werden, merkte er sich sofort.

Die Sonne war es gewesen, die mit ihren Lichtstrahlen damit begonnen hatte, ihm das Zimmer zu zeigen? Oder waren es die lauten Rufe vor der Tür gewesen, die ihn hatten wach werden lassen? Das wusste er nicht, er war aber aufgewacht. Wie lange hatte er geschlafen? Konnte er liegen bleiben, oder würde er aufstehen müssen? War es morgens, Zeit aufzustehen, oder abends, Zeit zu schlafen? Er wusste nicht, was er bis zu diesem Augenblick gemacht hatte, und konnte nur abwarten, was passieren würde. Das Schlimmste, womit er rechnete, war, dass die Tür aufgehen würde und er von einem Pfleger aus dem Bett geholt würde. Abgeholt zu einer der anstrengenden Therapien.

Mit zunehmender Helligkeit wurde seine Befürchtung, es sei morgens, immer stärker. Dennoch sah er dem soeben geborenen Tag gelassen entgegen und versuchte, das Zimmer so deutlich wie möglich zu erkennen. Lag er dort allein? Nein, in dem anderen Bett lag noch jemand. Wer war das? Die Geräusche vor der Tür erschienen ihm bekannt und wurden immer lauter. Türen wurden bewegt, Geschirr klirrte, Rufe hallten durch den Schlauch vor der Tür seines Zimmers. Wieder wusste er nicht, wie es weitergehen würde. Konnte er liegen bleiben, um sich endlich einmal auszuruhen?

Schnell saß er vor einem Tisch und konnte sich nicht daran erinnern, wie er gewaschen und rasiert worden war oder ob er seine Zähne geputzt hatte. Einmal hatte er morgens seinen Rasierapparat wiedererkannt. Wie kam sein Rasierapparat in dieses kleine Badezimmer? Auch das konnte er sich nicht erklären.

Wieder war es sehr schnell Abend geworden. Von dem soeben verbrachten Tag wusste er nichts. Er war vergangen, ohne ihm eine Erinnerung dazulassen. Draußen, wo es noch hell und warm war, konnte er das Plätschern eines Springbrunnens hören. Verwunderlich und kurios, dass er schon im Bett lag. Hatte er sich vielleicht zu früh schlafen gelegt? Konnte er jetzt liegen bleiben, oder würde jeden Moment die Tür aufgehen und jemand käme herein, um ihn abzuholen?

Er entschied sich für die Vermutung, er könne liegen bleiben, um zu schlafen. Oder vielleicht doch nicht? Wieder einmal wurde ihm nichts gesagt, und so blieb ihm nichts anderes übrig, als unruhig in seinem Bett zu liegen und zu warten. Er wollte auf keinen Fall geweckt werden. Das Zimmer kannte er auch nicht. Lag er dort allein? Nein, er entdeckte noch ein anderes Bett, in dem jemand lag. Wer war das?

Dann bemerkte er einen Rollstuhl. Wieso stand in diesem Zimmer ein Rollstuhl? War das vielleicht sein Rollstuhl? Sicher gehörte der dem Mann in dem anderen Bett. Wieso sollte er einen Rollstuhl benötigen? Er drehte sein Gesicht in Richtung Wand, die von der Sonne immer schwächer angestrahlt wurde.

Auch seine Gedanken wurden immer schwächer, und dann sah er die Bilder von diesem Raum, der wie ein Operationssaal aussah, mit vielen Apparaturen und Geräten, verbunden mit Schläuchen und Kabeln. Er sah sich dort auf einem Tisch liegen, und dann konnte er auch wieder spüren, wie es ihn durchfuhr, als er sich selbst dort liegen sah. »Das bin ja ich!« Wie ein Lichtstrahl traf es ihn ins Herz. Auch die Hektik bei den dort in dunklen Anzügen Arbeitenden konnte er spüren.

Er sah sich gerade in diesem Raum ein wenig um, als er bemerkte, dass sie ihn durch eine Tür schoben. Für einen sehr kurzen Moment sah er noch das Ende des Bettes, auf dem er lag. Dann schloss sich die Tür, und es wurde dunkel. Dieser Raum musste seiner Meinung nach irgendwo in diesem Gebäude sein, in dem er sich gerade aufhielt. Aber wo?

War es noch derselbe Tag, oder lagen Tage oder sogar Wochen dazwischen, als das Mädchen dann bei ihm war? Es war Abend, und er lag zugedeckt auf dem Rücken in einem Bett. Wieso war schon wieder Abend? Er hatte doch noch gar nichts erlebt? Sie stand neben ihm wie ein Wesen aus einer anderen Welt. Hatte sie ihn geweckt, oder sollte er jetzt schlafen? Würde sie wenigstens einige Augenblicke bei ihm bleiben, oder würde sie schon gleich wieder verschwinden? War sie real? Kam sie aus einer anderen Welt? Gehörte sie zu einem Traum? Er spürte ihren Duft, und sie streichelte seine Stirn. Sie gefiel ihm.

Draußen dämmerte es. Ein sonnendurchfluteter, warmer Tag eines heißen Sommers war noch zu spüren, und er hörte einen Springbrunnen plätschern. Dann nahm sie seine Hand, steckte ihm einen Ring auf seinen Finger und sagte, sie hätten ihr seinen Ring damals in der Uniklinik Göttingen gegeben. Jetzt würde er ihn wieder brauchen und auch seine Uhr, die sie ihm ebenfalls zurückgab.

Es war seine Frau. Deshalb kannte er sie. Doch blieb sie ihm fremd, obwohl er gleichzeitig das Gefühl kannte, das er schon immer gehabt hatte, wenn er sie gesehen und ihre Stimme gehört hatte. Alles, was er an ihr erkennen konnte, erschien ihm vertraut, als wäre sie eine alte Bekannte; und doch blieb sie eine Unbekannte, weil er nichts von ihr wusste.

Außerdem erschien sie ihm sehr jung. »Kleine Mädchen sind doch nicht verheiratet, oder?«, dachte er. Alles war bizarr und verwunderlich. War es doch nur ein Traum? Gehörte sie vielleicht doch zu einer anderen Welt? Hoffentlich!

Leider ließ sie den Ring an seinem Finger und die Uhr an seinem Arm, als sie ging. Es war also doch kein Traum. In diesem Augenblick, als sie ihm seinen Ring auf seinen Finger steckte, berührten sich zwei Welten wie zwei Staffelläufer bei der Weitergabe der Staffel. Wobei der Ring vergleichbar mit dem Stab war, der weitergegeben wird. Die eine Welt war die, in der er vor dem Koma lebte, an die er sich aber jetzt noch nicht erinnern konnte. Die andere war die, in der er jetzt lebte, die er aber noch nicht kannte und die es noch zu entdecken galt. Diese beiden Welten waren durch drei Wochen Koma getrennt und schienen für ihn nicht zusammenzugehören. Für einen kurzen Augenblick meinte er, diese Welt vor der Zeit im Koma zu spüren. Doch dann blieb sie zurück wie ein Staffelläufer, der seinen Stab weitergegeben hatte. Für unbestimmte Zeit verschwand sie aus seinem Bewusstsein.

Den Tisch, vor dem er jetzt saß, hatte er lange angestarrt. Er konnte etwas besser sehen, aber immer noch erschien alles doppelt. Vor ihm auf dem Tisch stand ein Gedeck. »Wie wird es jetzt wohl weitergehen?«, dachte er. Gab es vielleicht Frühstück?

Nach einigen Augenblicken stand eine freundliche Krankenschwester neben ihm und fragte, was er wünsche. »Brot oder Brötchen? Kaffee oder Tee?« Das gefiel ihm.

Allerdings hatte er mit der Beantwortung dieser Frage Probleme, da seine Gedanken begannen, zwischen Kaffee oder Tee und Brot oder Brötchen zu kreisen und es ihm unmöglich war, eine Antwort zu geben. Wofür er sich dann entschieden hatte, wusste er schon nicht mehr, als er weitergeschoben wurde. Weiter durch den langen Gang in ein kleines Zimmer mit fremden Menschen, die ihn zu kennen schienen. Alles, was dort geschehen und gesprochen worden war, hatte er längst vergessen, als er in diesem großen, kalten Raum, der wie eine Turnhalle aussah, auf dem Boden lag. Diesmal sollte er einen Liegestütz machen, bei dem seine Knie auf dem Boden bleiben konnten. Für ihn war das zu anstrengend, und er war froh, als er endlich abgeholt wurde.

In der Gruppe, in der er plötzlich saß, begann alles wieder von vorn. Diesmal schien sie ein junger Mann mit dunklen Haaren und Bart zu leiten. Er kannte ihn nicht. Oder hatte er ihn vielleicht doch schon einmal gesehen? Dieser junge Mann sprach von einer Frau, die normalerweise in dieser Gruppe arbeiten würde, die aber jetzt im Urlaub sei. Als er ihren Namen sagte, meinte er, diesen schon einmal gehört zu haben. Sogar an diese junge Frau glaubte er sich erinnern zu können. Er war sich aber nicht sicher.

Dann legte dieser Mann einige Bilder auf den Tisch, die sie sich merken sollten. Eine Zeit lang durften sie sich diese Bilder einprägen. Dann sammelte er die Bilder ein und fragte, was sie gesehen hätten.

Er konnte sich an nichts erinnern. Sein Gedächtnis erschien ihm wie ein Sieb mit großen Löchern, durch das der Sand ungehindert hindurchrinnen konnte. Nicht die kleinste Spur einer Erinnerung konnte er erkennen. Die Zeit, in der sie sich die Bilder einprägen durften, war viel zu kurz gewesen.

Dann begann er zu fühlen, dass er sich nichts merken konnte, und versuchte, sich an seine Vergangenheit zu erinnern. Aber da war nur ein riesiges Loch in seinem Gedächtnis. Er wusste nichts mehr. Was hatte er in seinem Leben bisher gemacht? Hatte er ein interessantes Leben gehabt? Gab es vielleicht etwas, das er sowieso vergessen wollte? Nichts konnte er entdecken und wusste nur, dass er sich jetzt nichts mehr merken konnte und alles sofort wieder vergaß. »Irgendwie interessant«, fand er. Nur: Wie sollte er so weiterleben?

War das überhaupt möglich? Würde er jetzt vielleicht immer betreut werden müssen? Doch auch diese Fragen verließen schnell seinen Gedankenfluss.

Dann war sie eines Tages bei ihm und fragte ihn, ob er sich an einen jungen Mann erinnern könne, der mit ihm in Göttingen studiert habe. Zunächst war es nur ein Gefühl – wie ein sich schnell auflösender Septembermorgennebel, der gegen die Sonne keine Chance hatte –, das ihn denken ließ, er kenne ihn. Er sollte an einer Universität gewesen sein? Auch diese Nachricht schien nicht zu ihm zu gehören, weckte aber langsam sein Gedächtnis auf.

Danach war er davon überzeugt, dass er diese Klinik bald verlassen könne. Er konnte nicht erahnen, wie lange er dort noch würde ausharren müssen und welche Strapazen und Probleme ihn vor allem nach der Klinik erwarten würden.

Als er sie dann fragte, ob sie ihn nicht einmal mit nach Hause nehmen könne, wusste er nicht, dass er sie das schon längst einmal gefragt hatte. Sie erklärte ihm, sie würden im dritten Stockwerk wohnen, das nur über eine Treppe zu erreichen sei. Zunächst müsste er gehen können, um in ihre Wohnung zu kommen.

Gott sei Dank machte er in der Krankengymnastik große Fortschritte. Die Übung, die Vierfüßler-Stand hieß, beherrschte er ziemlich sicher. Dann kamen das Aufstehen von der Matte ohne Hilfe und seine ersten Schritte an einem Barren, der so eingestellt war, dass er sich an den beiden Stangen abstützen konnte. Immer wieder ging er zwischen den Stangen hin und her, bis er von seinem Rollstuhl abgeholt wurde. Manchmal dachte er sogar daran, dass er gehen können müsse, um einmal mit ihr mitfahren zu können.

Langsam entdeckte er immer mehr von seiner Umgebung. Er wusste inzwischen auch, dass er oft auf diesem langen Gang im Rollstuhl saß, umgeben von Menschen in Rollstühlen und von Menschen, die ein großes Stahlgestell vor sich herschoben, an dem sie sich festhielten.

Eines Tages saß er in seinem Rollstuhl an einer Stelle, bei der ein Gang begann, in den er nicht hineinsehen konnte. In diesem Gang bemerkte er ein beunruhigendes Geräusch. Nach einiger Zeit war er davon überzeugt, dass dort jemand so ein großes Stahlgestell vor sich herschob. Das konnte er an dem Geräusch und dem Rhythmus erkennen, der dabei entstand. Dazu hörte er ein merkwürdiges Atem-Pfeifgeräusch. Geräuschvolles Einatmen mit pfeifendem Ausatmen. Das bedrohliche Geräusch wurde immer lauter und schien in dem Gang, der an der Stelle begann, an der er saß, immer näher zu kommen. Eigentlich wäre er jetzt lieber gegangen. Er konnte aber nicht gehen. Wohin hätte er auch gehen sollen? In welche Richtung? Oder war alles ein Traum?

Als das beängstigende Geräusch ganz laut und nahe war, stand neben ihm plötzlich ein riesiger Typ, mindestens zwei Meter groß. Schwer atmend, blieb dieser stehen und schaute zu ihm herunter. Er selbst wollte jetzt nicht weiter auffallen und stellte sein Atmen ein. Ziemlich lange schien er von den Blicken des Riesen in seinen Stuhl gepresst zu werden, bis dieser dann sein Gestell weiterschob. »Glück gehabt!«, dachte er.

Dann stand urplötzlich ein kleiner Mann vor ihm, den er schon einmal gesehen hatte. Der wollte wissen, ob er seinen Namen sagen könne und wo er sich dort befinde. Die Frage kannte er, aber nicht die Antwort. Dann beschloss er, diesem Mann das nächste Mal eine Antwort zu geben. Er wusste nur noch nicht, welche.

Schließlich vermutete er, dass es einen Plan für seine Termine gab und dass nichts rein zufällig geschah. Er bemerkte sogar, dass er jeden Tag die gleichen Termine in der gleichen Reihenfolge hatte. Eine weitere Beobachtung nach seinem Koma, die er nicht vergaß. Diese Feststellung beruhigte ihn.

Doch leider konnte er sich nicht die Reihenfolge seiner Termine merken und wann er sie hatte und musste weiterhin stets in seinem Zimmer warten, bis plötzlich die Tür aufging und er abgeholt wurde. Das war spannend, weil er nie wusste, wohin sie ihn fahren würden, und unangenehm, wenn er in eine anstrengende Therapie gebracht wurde.

Immer wieder verbrachte er dabei eine Zeit lang in seinem Zimmer. Dabei entdeckte er eines Tages einen Schrank mit einer Schublade. Langsam zog er diese Schublade heraus und fand darin Schokolade und andere Süßigkeiten. Zu wem dieser Schrank gehörte, wusste er nicht und befürchtete auch wieder, er würde in einem falschen Zimmer liegen. In völliger Ungewissheit, wem diese Süßigkeiten gehören würden, begann er dann doch, sie zu essen.

Leider konnte er sie nur kurze Zeit genießen, da plötzlich laut und ungeduldig seine Zimmertür geöffnet wurde, zwei Pfleger hereinkamen, ihn aus seinem Bett holten und mit ihm davonfuhren. Wieder wusste er nicht, wohin er gefahren wurde, und hatte die Köstlichkeiten aus der Schublade schon vergessen, als der Fahrtwind über seinen haarlosen Kopf streifte und die Räder seines Rollstuhls leise quietschten. Nun kamen der lange Gang, in dem es immer nach Wäsche roch, und die Tür, die sich selbst öffnen und schließen konnte, mit dem bekannten Geräusch. Der Raum, in dem er dann stehen gelassen wurde, war kalt und unüberschaubar. Wie lange er dort stand, bis sie ihn an den Barren schoben, wusste er nicht. Als sich ein junger Mann mit Krücken hereinschleppte, saß er bereits wieder in seinem Rollstuhl und wurde weitergefahren.

Langsam bewegte sich dieser junge Patient mit seinen Krücken auf die große Matte zu und blieb lachend vor ihr stehen. Dann riefen einige von den ich diesem Raum Arbeitenden: »Nein, mach's nicht!« Das Lachen dieses jungen Behinderten wurde lauter, dann warf er die Krücken weg und ließ sich laut klatschend auf die Matte fallen, während sein Lachen noch lauter wurde.

Viel später hörte er, dass dieser junge Mann an einer Fußgängerampel von einem Auto überfahren worden sei, dessen Fahrer Fahrerflucht begangen habe. Monatelang habe er im Koma gelegen.

Sicher hatte er einfach nur so gedankenlos in die Gegend geguckt, als sich sein Stuhl ruckartig in Bewegung setzte. Schnell wurde er in ein Zimmer gefahren. Dann zog ihm eine fremde Frau, die er vorher noch nie gesehen hatte, sein Jogginganzug-Oberteil über den Kopf und massierte ihm den Rücken. Danach zog sie ihm sein Oberteil wieder über den Kopf und schob ihn zurück auf den langen Flur. Das ging alles ganz schnell.

Kurz danach kam das kleine Mädchen, und schob ihn in ein kleines Badezimmer. Dort zog sie ihm sein Jogginganzug-Oberteil aus und wusch ihm über einem Waschbecken den Kopf. Dabei sagte sie, er habe fremde Sachen an, denn was er trage, könne unmöglich zu seiner Kleidung gehören.

Zufällig sah er sein Spiegelbild – und erschrak. Wie sah er eigentlich aus? War das *sein* Spiegelbild? Oder das eines anderen? Aber wer sollte das sein? Er hatte keine Haare mehr, und mitten auf seinem Kopf war ein roter Fleck. Doch auch dieses Spiegelbild konnte er mühelos vergessen.

Danach schob sie ihn hinaus in den Sommer. Er freute sich, dass er nicht allein seinen Weg suchen musste, und bemerkte einen Mann, der leicht hinkend eine junge Frau im Rollstuhl schob. Über der Schulter dieses Mannes hing ein weißer Beutel. Der Rollstuhl, in dem er selbst saß, wurde von dem Mädchen schnell gefahren. War sie seine Frau? Dieses Mädchen schien stark zu sein! Mühelos hob sie ihn in seinem Stuhl über alle Hindernisse. Auch das schien aus seiner Sicht nicht real zu sein. Er kannte sein neues, leichteres Gewicht noch nicht.

Leider war sie wieder sehr schnell verschwunden, und auch diesmal hatte er ihren Abschied vergessen. Dass sie bei ihm gewesen war und was sie zu ihm gesagt hatte, wusste er nie. Manchmal meinte er zu spüren, sie sei bei ihm gewesen, und dann machte er sich Sorgen, ob sie wiederkommen würde. Doch sie kam wieder.

Einmal zeigte sie ihm einen jungen Mann mit langen lockigen Haaren und fragte ihn, ob er ihn schon einmal gesehen habe. Er kannte ihn nicht. Dann erklärte sie ihm, es sei ein Zivildienstleistender, der ihn oft schiebe und der oft in seiner Nähe sei. Von diesem Augenblick an kannte er ihn.

Langsam begann er, seine Umgebung etwas genauer zu sehen und zu beobachten. Auf diesem langen Gang, auf dem er oft stehen gelassen wurde, war ziemlich viel los. Es gab dort einen Mann im Rollstuhl, der mit den Ärzten immer über die Medikamente diskutierte, die er einnehmen sollte. Es schien so, als würde er diese Medikamente etwas genauer kennen als die Ärzte, die es dort gab. Dieser Patient im Rollstuhl war selbst auch ein Neurologe, wie er später erfuhr.

Dann gab es dort einen jungen Mann, der ihm durch seinem Blick auffiel. Dieser Mann schien alles genau zu beobachten. Eines Tages stand er starr auf dem Gang und fixierte mit seinen Augen einen Rollstuhl. Plötzlich ging er schnell los, fasste den von ihm genau beobachteten Rollstuhl an seinen Griffen und fuhr mitsamt dem darin Sitzenden schnell los. Der Gefahrene schrie laut. Als das Pflegepersonal diese Aktion bemerkte, schrien alle laut: »Tim! Halt! Tim, bleib stehen!« Tim schien das nicht zu interessieren und schob den Rollstuhl schnell weiter. Bis wohin er es geschafft hatte, konnte er nicht beobachten. Doch wollte er ab jetzt diesen Tim im Auge behalten, da er ein unberechenbarer Typ zu sein schien.

Dann gab es noch einen Mann im Rollstuhl, der unglaublich viele Frauennamen kannte. Sah er eine Krankenschwester, sagte er irgendeinen Frauennamen wie z. B. »Karin«, »Gertrud« oder »Monika« und deutete an, sie mit seinem Mund küssen zu wollen. Ziemlich interessant ...

Viel später erfuhr er, dieser Patient sei in die Psychiatrie gekommen. Das war für ihn Anlass genug, von da an ganz unauffällig erscheinen zu wollen, um selbst nicht auch dort zu landen.

Viele Tage waren an ihm unbemerkt vorbeigegangen, als er feststellte, dass er nicht mehr auf dem langen Gang essen musste. Jetzt saß er in einem kleinen Zimmer mit einigen anderen, die wie er im Rollstuhl saßen. Dort fiel ihm eine stark sprachbehinderte Frau auf, die kein Fleisch essen wollte. Jedes Mal, wenn sie aufgefordert wurde, Fleisch zu essen, sagte sie mit lang gezogenen Lauten: »Ich esse keine toten Tiere!« Er selbst bemerkte dann, dass das, was er zu essen bekam, sehr eigenartig schmeckte. Besonders das Fleisch. Hatte es schon immer diesen fremdartigen, faden Geschmack gehabt, den er nicht kannte? Oder hatte sich sein Geschmackssinn verändert? Oder hatte er vergessen, dass Fleisch nun mal so ungenießbar schmeckt? Lag es vielleicht nur am Koch? Oder daran, dass ihm noch nie jemand gesagt hatte, dass Fleisch und tote Tiere dasselbe seien? War vielleicht sein außergewöhnlicher Geruchssinn der Grund? Essen sollte für ihn eine Zeit lang problematisch werden. Oder lebte er jetzt doch in einer anderen Welt, in der das Essen nun mal so verrückt schmeckte?

In diesem Raum, in dem er nun seine Mahlzeiten zu sich nahm, fiel ihm eines Tages ein Magazin mit den großen Buchstaben »Romys letzte Worte« in die Hände. Als er begann, darin zu blättern und zu lesen, bemerkte er, dass diese Illustrierte die Information enthielt, Romy Schneider sei gestorben. Irgendwie erschien ihm dies merkwürdig. Konnte er das glauben, oder gehörte diese Information auch zu einer anderen Welt, die seine manchmal zu kreuzen schien? Oder lebte er jetzt in einer Welt gelogener Informationen?

Viel später erfuhr er, dass Romy Schneider wirklich in diesen unwirklichen Tagen des Jahres 1982 starb. Nicht die einzige prominente Schauspielerin, die in diesem Sommer aus dem Leben ging. Gracia Patricia, Fürstin von Monaco, hatte ihren tödlichen Autounfall auch 1982.

Sein Tagesablauf war weiterhin voller Termine. Langsam bemerkte er mehr und mehr Menschen in seiner Umgebung. Ein Mann, den er an verschiedenen Stellen sah, fiel ihm besonders auf, weil dieser immer mit einer Hantel trainierte. Er war es auch, der ihn manchmal zu der Annahme verleitete, er sei in einem Fitness-Center. Auch in diesem großen Park mit den vielen Blumen und interessanten Gerüchen sah er ihn trainieren. Er war einer der Ersten, mit denen er ins Gespräch kam.

Dort, im Park, zeigte ihm dieser Mann an einem sonnendurchfluteten Tag zwischen bezaubernd duftenden Blüten und Pflanzen einige Prospekte einer Sportwagenfirma. Während er mit seinen Fingern auf die Inneneinrichtung und das Cockpit dieser Flitzer zeigte, hauchte er mit leiser Stimme: »Ein Traum.« Ihm selbst erschien sowieso alles wie ein Traum. Diesen Mann sah er dann immer wieder. Auch in der Therapie in einer Gruppe, wo er den außergewöhnlichen Duft bemerkte, in den dieser sich hüllte. Selbst die Therapeutin, die diese Gruppe leitete, sprach immer wieder von seinem außergewöhnlichen Wohlgeruch.

Schließlich saß er wieder einmal, irgendwo zwischen Raum und Zeit stehen gelassen, in seinem fahrbaren Stuhl auf dem Klinikgelände, als völlig unerwartet aus dem Nichts ein Mädchen im Rollstuhl auftauchte, an ihm vorbeifuhr und ihm lächelnd »Hallo, Süßer!« zuhauchte. Ihr Kopf war rasiert. Sein Gehirn fing sofort an zu arbeiten. Woher kannte sie ihn? Kannte er sie? Hatte er sie schon einmal gesehen? Keine dieser Fragen konnte er beantworten. Er war aber sicher, es wäre unfreundlich oder vielleicht sogar peinlich, wenn sie ihn wirklich kennen würde, er aber nichts von ihr wüsste. So lächelte er zurück und ließ sie weiterfahren. Ein Traum?

Selbst wurde er dann auch weitergefahren. Diesmal wurde er in einen Raum gebracht, in dem es wie in einer Werkstatt aussah und den er sicher das erste Mal erblickte. Oder vielleicht doch nicht? Wie schon so oft stand er zunächst ziemlich lange Zeit nur so in seinem Stuhl herum, bis ihn schließlich ein freundlicher, netter, etwas älterer Herr ansprach. Von Anfang an konnte er sich in diesem werkstattähnlichen Raum nicht wohl fühlen, was nicht nur daran lag, dass alles, was er dort sehen konnte an Arbeit erinnerte, sondern mehr an den lauten Geräuschen in diesem Raum. Einige arbeiteten dort, die ununterbrochen etwas suchten und dabei laut fluchten, während kontinuierlich nicht nur dringend benötigtes Werkzeug, sondern einfach alles verschwand. Diese Werkstatt schien so etwas wie ein Bermuda-Dreieck in konzentrierter Form auf kleinstem Raum zu sein, sodass sich eine stressige, unfreundliche Atmosphäre verbreitete.

Der freundliche Herr blieb ruhig und fragte ihn, was er denn mal machen wolle. Ihm fiel nichts ein.

Dann sollte er ein Blatt Papier mit kleinen Zeichen bearbeiten. Bei dieser Aufgabe begannen seine Augen zu flimmern, und er konnte sich nicht mehr konzentrieren. Noch einmal überlegte dann der nette Herr, welche Aufgabe er erledigen könnte. Schließlich einigten sie sich darauf, dass er einen Kerzenständer aus einem Stück Holz feilen sollte. Dabei hatte er mit einer Feile nur an den Seiten des Holzstückes eine runde Vertiefung einzuarbeiten. Für ihn gar nicht so einfach, da er ja alles mit doppelten Konturen sah und weil er seine Hände manchmal nicht so bewegen konnte, wie er wollte. Das war total seltsam und beunruhigte ihn. Wollte er z. B. die Feile in die Hand nehmen, war es so, als fasste seine Hand daneben. Der Holzklotz war dabei in einem Schraubstock befestigt. Das Arbeiten an einem Schraubstock erinnerte ihn an frühere

Zeiten, und die Arbeit mit einer Feile schien er irgendwoher zu kennen.

Als er dann abgeholt wurde, war es für ihn selbstverständlich, seinen Schraubstock mit dem Handfeger von den Holzspänen zu befreien und seinen Arbeitsplatz sauber zu verlassen – ohne zu wissen, dass er das einmal so gelernt hatte.

Wie oft er dann in diesem anstrengenden Raum arbeiten musste, bis er sich daran erinnern konnte, schon einmal dort gewesen zu sein, wusste er nicht. Es blieb zunächst nur ein beunruhigendes Gefühl in ihm, dass es dort ziemlich anstrengend sei.

Mühevoll waren aber auch die Gehübungen, wenngleich er sie schon ziemlich sicher beherrschte. Seine ersten Schritte und den Moment, als sie ihn in den großen Raum stellten und er allein gehen sollte, hatte er bereits hinter sich gebracht, aber auch immer wieder vergessen. Er wusste nicht, dass er gehen konnte. Dabei war er bereits in der Lage, die steile Treppe zu bewältigen, die von dem langen Gang ohne Fenster nach oben in die Freiheit führte. Er übte inzwischen auch das Gehen in dem großen, unüberschaubaren Park mit den interessanten Gerüchen, in Begleitung einer Krankengymnastin. Diese ging neben ihm, zeigte ihm, wie er seine Schritte setzten sollte, und fing ihn auf, wenn er ins Wanken kam. Auch sie schien ziemlich stark zu sein. Das Gehen machte ihm Spaß. Ihm war auch noch nie vorher bewusst gewesen, wie außergewöhnlich die Fähigkeit war, gehen zu können.

Während dieser Zeit erkannte er, dass das kleine Kind, das seine Frau manchmal bei sich hatte, seine Tochter war. Auch das erschien ihm merkwürdig. Er meinte schon, sich an ein kleines Kind erinnern zu können, doch dieses Kind war kleiner und konnte noch nicht gehen. Die Kleine, die sie mitbrachte, war aber schon sehr schnell und sicher zu Fuß.

Das Wetter war in dieser Zeit Gott sei Dank herrlich: Es war warm, und täglich schien die Sonne. Wenn sie zu ihm kam, schob sie ihn immer sofort hinaus in den Sommer. Da er noch nicht sicher genug gehen konnte, saß er im Rollstuhl. Er wusste auch noch nicht, dass er gehen konnte, nahm aber seine Umgebung immer deutlicher wahr. Manchmal schien es ihm sogar, dass er nicht mehr schielen würde. Seine Frau, das kleine Mädchen, brachte gelegentlich auch noch andere mit, mit denen sie dann oft in ein Café gingen, in dem er immer Eis bestellte. Wo dieses Café war und wie sie immer so schnell dort hinkamen, blieb für ihn unerklärlich. Dass er in diesem Café im Rollstuhl saß, störte ihn nicht.

Sein Leben nahm er langsam immer deutlicher wahr, es wurde für ihn aber auch immer peinlicher. So sollte er einmal in einer Therapie leichte Dreisatz-Aufgaben lösen, was ihm nicht gelang. Die Therapeutin wunderte sich etwas, und als dann ein Arzt kam, sagte sie ihm sofort: »Herr Jäger hat Probleme mit dem Dreisatz.«

Er fühlte sich total blamiert, wobei er zum Glück keine Erinnerungen an die Mathematikvorlesungen besaß, in denen er noch vor Kurzem gesessen hatte. Doch versuchte er, über den Dreisatz und seine Problematik nachzudenken. An den Tagen, an denen sie, seine Frau, ihn immer wieder besuchte, wurde er meistens in den großen Park mit den vielen Blumen mit den fremdartigen Gerüchen geschoben. Dort gab es ein Gehege mit einigen Pfauen und anderen Tieren. Die Pfaue waren es, die solche eigenartigen Geräusche machten. Das kleine Mädchen, seine Tochter, interessierte sich sehr für diese Vögel mit den langen Schwanzfedern und blieb oft lange vor dem Gehege stehen. Dort, in diesem riesigen, märchenhaften Park erblickte er auch oft diesen Mann, der seine Arme mit einer Hantel trainierte. Es war derselbe, der immer so außergewöhnlich duftete. Das wusste er aber noch nicht.

Eines Mittags, nach soeben beendeter Therapie, bat ihn die Therapeutin, er möge doch auf dem Rückweg Gerd mitnehmen. Dieser Gerd war ein Patient aus der Gruppe, der noch im Rollstuhl saß. Selbstverständlich nahm er sofort die Griffe von Gerds Rollstuhl in die Hand und wollte losfahren. Aber wohin sollte er diesen Gerd eigentlich bringen? »In welchem Zimmer liegt er denn?«, fragte er die Therapeutin.

Diese antwortete sehr erstaunt: »Gerd? Der liegt doch auf Ihrem Zimmer!«

»Ach so«, antwortete er und schob los. Wie konnte er das nur vergessen haben? Gerd und er lagen doch im selben Zimmer! Schon länger. Dieses Zimmer konnte er finden – was nicht selbstverständlich war.

Seine neu erlernte Fähigkeit, gehen zu können, fand nur zögerlich einen Platz in seinem Bewusstsein. Während dieser Zeit saß er immer noch oft in seinem Stuhl, irgendwo, ohne Orientierung, auf diesem langen Gang, auf dem die Ereignisse für ihn einfach zu schnell vorbeirauschten. Es dauerte immer sehr lange, bevor er etwas wahrnehmen konnte. Aber als dann ein lächelndes Mädchen im Rollstuhl »Hallo, Süßer!« flötend an ihm vorbeifuhr, kannte er diese Person inzwischen. Jedenfalls musste es inzwischen zu gelegentlichen kurzen Konversationen gekommen sein, als sie einmal wieder bei ihm war. Er kannte nicht ihren Namen, war sich aber sicher, sie zu kennen. Deshalb folgte er ihr auch, als sie ihn fragte, ob er nicht einmal mit auf ihr Zimmer kommen wolle.

So rollten zwei Rollstühle in ein Krankenzimmer. Bedauerlicherweise wurde die Zimmertür geschlossen, und er hatte vergessen, daran zu denken, es könnte ihn vielleicht jemand besuchen wollen – jemand, der ihn suchen würde, wenn er ihn nicht auf dem langen Flur fände.

Deshalb erschrak er, als schlagartig die Zimmertür geöffnet wurde und er in vier verärgerte Frauenaugen sehen musste. Zwei Augen gehörten seiner Frau, dem Mädchen, und zwei seiner Schwiegermutter, an die er sich plötzlich wieder erinnern konnte. Der Rollstuhl, in dem er saß, wurde aus dem Zimmer geschoben. Für einen Abschied von dem anderen

Mädchen blieb ihm keine Zeit. Irgendwie ärgerte ihn das. Dass er in diesem Rollstuhl, ohne gefragt zu werden, oft irgendwohin geschoben wurde, war für ihn ein Zwang, an den er sich schon langsam gewöhnt hatte. Gewöhnen musste. Den Augenblick, als sie ihn aus dem Zimmer des Mädchens geholt hatten, konnte er schnell vergessen. Ein Weiterleben ohne peinliche, ärgerliche Erinnerungen war für ihn problemlos möglich.

Dann interessierte ihn wieder die Frage, wann sie ihn denn einmal mit nach Hause nehmen würde. Er meinte, inzwischen schon ganz gut gehen zu können, obwohl sein neuer Gang noch ziemlich wacklig war. Schließlich gelang es ihm sogar, den Zivildienstleistenden, der oft in seiner Nähe war, zu fragen, wann er mal nach Hause könne. Dieser meinte, er solle diese Frage einem Arzt stellen. Er werde ihm diesen Arzt zeigen.

Davon wusste er aber nichts, als er wieder einmal in seinem Rollstuhl auf diesem langen Flur saß. Dort erschien ihm inzwischen alles bekannt. Die vielen Rollstuhlfahrer, das Mädchen ohne Haare, immer freundlich an ihm vorbeifahrend, der Patient, der sich überdurchschnittlich gut mit den Medikamenten auskannte und einige Krankenschwestern, die seinen Namen kannten und immer freundlich grüßten. Langsam nahm er seine Umgebung klarer und deutlicher wahr. Seine Augen schienen auch nicht mehr so quer zu stehen. Es dauerte nur sehr lange, bevor ihm bewusst wurde, dass er etwas sah und was er sah.

So saß er dann einmal wieder auf diesem langen Flur in seinem Rollstuhl, und direkt vor ihm saß ein anderer in seinem Rollstuhl, der ihm bekannt erschien. Plötzlich tauchte ein Krankenpfleger auf, fasste an den Rollstuhl des Patienten, der vor ihm saß und sagte: »So, Gerd, jetzt reicht's!« Dann verschwand er mit diesem Gerd hinter einer Tür und kam kurz danach mit ihm wieder heraus. Er bemerkte genau, was sich verändert hatte: Gerd hatte jetzt gewaschene Haare und sah wie einer von den Beatles aus.

In dieser fremden, neuen Umgebung geschahen unglaubliche Dinge – wie diese erste Handlung, die er von Anfang bis Ende beobachten konnte. Wahrscheinlich gelang ihm das nur, weil alles sehr schnell geschah. Er beobachtete, wie der Krankenpfleger mit dem Patienten, der ziemlich fettige Haare hatte, hinter einer Tür verschwand. Kurz danach öffnete diese Tür sich wieder, und der Patient im Rollstuhl sah aus wie ein Beatle. Danach konnte er sich diesen jungen Mann merken und sich an ihn wieder erinnern. Dieser junge Mann mit dunklen Haaren lag mit ihm zusammen im selben Zimmer. Er hörte sehr laute Musik, und wenn er sprach, redete er sehr laut. Weshalb er in dieser Klinik war, erfuhr er nicht.

Hatte ihn diese ohrenbetäubende Musik geweckt? Oder konnte er vielleicht nur deshalb nicht schlafen, weil er in einem falschen Zimmer und in einem fremden Bett lag? Plötzlich war er wach. Dann kam ihm eine Idee, wie er feststellen könnte, ob er im richtigen oder im falschen Zimmer lag. Er brauchte doch nur im Schrank nachzusehen, ob dort seine eigene Kleidung hing! Allerdings wusste er nicht, ob er gehen konnte.

Im Zimmer war es dämmrig, und er wusste nicht, ob es morgens oder abends war. Der Gedanke, ganz einfach mal im Schrank nachzusehen, ob dort seine Sachen hingen, gefiel ihm. Er richtete sich auf und musste, um sein Bett zu verlassen, nun noch über ein Brett steigen, dass sie vor seinem Bett befestigt hatten. »War vielleicht nicht ganz ungefährlich«, dachte er sich, als er vor dem Bett stand – und dann ging er zum Schrank und öffnete die Tür ...

Nichts, aber auch gar nichts von den Kleidungsstücken, die im Schrank hingen, kannte er! Es war also klar: Er lag im falschen Zimmer! Was nun? Er wusste nicht, was er tun sollte. Dann entschloss er sich, wieder ins Bett zu gehen und dort unauffällig liegen zu bleiben, bis er gefunden würde. Wieder musste er über dieses Brett vor seinem Bett steigen, legte sich dann ins Bett und hatte kurz danach schon alles vergessen.

Während das Tageslicht langsam das Zimmer verließ, wurde ihm bewusst, dass er keine Erinnerung hatte. Auch nicht an das, was kurz vorher geschehen war. Er konnte sich an nichts erinnern. Er besaß auch keine Erinnerung an das, was er bisher in seinem Leben erlebt hatte, und wusste auch nicht, dass er verheiratet war. Seine Frau existierte für ihn nur, wenn er sie sehen konnte. Das kleine Kind, das sie meistens dabei hatte, erschien ihm bekannt.

Was war mit ihm geschehen? Was hatten sie mit ihm gemacht in diesem Raum, in dem er sich auf diesem Tisch liegen sah? Was war passiert, dass er sich plötzlich nicht mehr zurechtfinden konnte? Das, was er jetzt erlebte, war doch kein normales Leben? Oder hatte sich seine Umgebung plötzlich völlig verwandelt? Warum kannte er dieses Mädchen? Warum war sie ihm vertraut wie eine alte Bekannte? Was machte ihn so sicher, er würde sie kennen? Warum kannten ihn die dort Arbeitenden?

Mit dem Gefühl, er sei neu geboren, blieb in ihm der Verdacht, er habe schon einmal eine Zeit lang gelebt. Nur, was hatte er in seinem Leben bis jetzt gemacht? Müsste er sich nicht erinnern können, wenn er schon einmal gelebt hätte? Es gab doch keine Erinnerung in ihm! Vielleicht doch plötzlich noch einmal geboren?

Dieser Gedanke gefiel ihm. Hatte er jetzt die Chance, noch einmal von vorn anzufangen? Oder bedeutete dies, er müsste alles noch einmal machen mit denselben Fehlern? Welche Fehler gab es in seinem Leben? Was hatte er falsch gemacht? Musste er auch seine Fehler noch einmal machen? Wie sollte er etwas ändern können – ohne Erinnerung? Das waren Gedanken und Fragen, die oft in seinem Kopf auf- und abstiegen – wie Segelflugzeuge, die versuchten, die Thermik so lange wie möglich auszunutzen, um irgendwann dann doch landen zu müssen.

Doch wo und wie würde er selbst landen? Wie würde er so leben können? Oder war er selbst längst aus einem Segelflugzeug ausgestiegen und hatte vergessen, einen Fallschirm anzulegen? So fühlte er sich jedenfalls. Leider war er nicht in der Lage, sich auf den Aufprall, der irgendwann kommen musste, vorzubereiten.

Er meinte aber, er könne inzwischen ziemlich sicher gehen. Die Spaziergänge in diesem Park mit einer Krankengymnastin waren inzwischen ziemlich ausgedehnt geworden. In diesen Tagen wurde er dann von dem freundlichen Zivildienstleistenden, der oft bei ihm war, zu einem Arzt gebracht, den er fragen sollte, wann er einmal nach Hause fahren könne.

Entweder hatte er seine Frage falsch formuliert, oder er wurde von dem Arzt falsch verstanden. Der meinte, er habe nach seiner Entlassung aus der Klinik gefragt, und antwortete freundlich, er müsste noch eine Zeit lang in der Klinik bleiben. An Entlassung sei noch nicht zu denken, da er noch zu viele Ausfälle habe. Er könne aber mal ein Wochenende mit seiner Frau nach Hause fahren, worüber er mit ihr ja mal sprechen könne.

In seinem Gedächtnis blieb der Gedanke, er könne einmal mit ihr nach Hause fahren. Wo das war, wusste er allerdings nicht.

Dann begann er damit, kleinere Wege in der Klinik allein zurückzulegen. Dabei kam er eines Abends an einer Telefonzelle vorbei, die er zufällig entdeckte, ohne zu wissen, wo er sich in diesem Augenblick innerhalb des Klinikgebäudes befand. Aus heiterem Himmel kam er auf den Gedanken, doch einmal bei ihr, seiner Frau, anzurufen. Ohne zu zögern, betrat er die Telefonzelle, um zu telefonieren, und stellte sogleich fest, dass er dazu ja Kleingeld benötigte, das er nicht hatte. Den Gedanken, bei ihr zu Hause anzurufen, konnte er jedoch nicht vergessen und fragte schließlich eine freundliche Schwester, die gerade vorbeikam, ob sie ihm etwas Kleingeld borgen könne. Sie gab ihm etwas Geld, er warf es ein und wählte ihre Telefonnummer, die ja auch seine eigene war – einfach so aus dem Gedächtnis ...

Am anderen Ende der Leitung meldete sie sich und konnte es nicht fassen, dass er sie anrief. Völlig überrascht sprach sie mit ihm und konnte kaum glauben, was geschah. Woher wusste er ihre Telefonnummer? Das konnte er ihr nicht sagen. Er freute sich aber, ihre Stimme zu hören, die sehr weit entfernt zu sein schien und ihm wie ein Klang aus der Unendlichkeit vorkam. Es war aber ein Klang, den er kannte, wenn er auch in diesem Augenblick nicht wusste, wie das Gesicht aussah, das zu diesem Klang gehörte.

Sie wechselten nur wenige Worte, dann hängte er den Hörer ein und verließ die Telefonzelle.

Nach wenigen Schritten erinnerte er sich daran, dass er sie, seine Frau, doch anrufen wollte. »Wie konnte ich das nur vergessen!«, dachte er. Sofort ging er zurück zur Telefonzelle und musste, wie wenige Augenblicke zuvor, feststellen, dass er dazu Kleingeld benötigte. Auch noch ein zweites Mal konnte der sich das nötige Kleingeld borgen, wusste aber schon nicht mehr, wie ihm dies gelungen war, als er ihre Telefonnummer wählte. Sie war diesmal noch überraschter, als sie wieder seine Stimme hörte. Er habe doch gerade schon einmal angerufen ... Davon wusste er nichts, glaubte ihr aber, hing den Hörer ein und verließ die Telefonzelle.

Doch schon nach wenigen Schritten fiel ihm ein, dass er doch bei ihr anrufen wollte. Wie konnte er das nur vergessen, dachte er wieder. Ohne zu zögern, kehrte er um und ging in die Telefonzelle. Wieder steckte er etwas Kleingeld in die Schlitze, ohne zu wissen, wer ihm dieses Geld gegeben hatte. Ein drittes Mal wählte er ihre Telefonnummer. Sie war diesmal noch etwas überraschter und erklärte ihm, er habe doch bereits zweimal angerufen. Jetzt solle er doch in sein Bett gehen und schlafen. Diesmal bemerkte er, dass sie Besuch hatte. Von Freunden? Er hing den Hörer in die Gabel, verließ die Zelle und war schnell nur noch damit beschäftigt, sein Zimmer zu suchen. Ob er dann im richtigen Zimmer im richtigen Bett lag, wusste er nicht, schlief aber schnell ein. Die kurzen Telefonate mit seiner Frau hatten längst seine Gedanken verlassen – ohne eine Spur der Erinnerung.

Der folgende Tag begann für ihn mit dem Frühstück auf dem Flur. Inzwischen wusste er, dass es Brötchen gab, die sehr gut schmeckten. Ob noch Kaffee in dem kleinen Metallkännchen war, konnte er sich nie merken und überprüfte es, indem er die kleine Kaffeekanne leicht schüttelte. Er musste sie aber immer wieder schütteln, da er sofort vergaß, ob sie nun noch Kaffee enthielt oder nicht. Auch diesen Morgen wurde sein Frühstück abgebrochen, als ihn jemand zur Therapie abholte.

Er erkannte den jungen Mann mit Bart, der diese Therapie leitete. Dann sollten sie das Tagesdatum auf ein Blatt Papier schreiben. Tagesdatum – Tag, Monat und Jahr.

Er begann zu überlegen. In welchem Jahr lebte er? Ihm fiel nichts ein. Das Tagesdatum wusste er auch nicht. Das konnte doch eigentlich nicht wahr sein! Er wusste nicht, in welchem Jahr er lebte? In diesem Augenblick fühlte er die Unendlichkeit der Zeit. Schwerelos schien er durch einen leeren Raum zu gleiten, ohne sich festhalten zu können. »So kann ich doch nicht leben, oder?«, dachte er. »Ohne Jahreszahl? Ohne Zeit? Wie soll das möglich sein?«

Während er noch darüber nachsann, bewegte sich schon wieder sein Rollstuhl, und er wurde weitergefahren. Wohin würde es diesmal gehen? Doch nicht etwa in die Werkstatt? Nein, da wollte er jetzt aber wirklich nicht hin! Hätte er etwas gesagt, hätten sie allerdings doch nicht auf ihn gehört, diese Pfleger.

Als sie einmal in sein Zimmer kamen, hatte er eine Idee, wie er sie ablenken könnte. Er fragte sie, wo sie ihn hinbringen wollten. Als sie ihm sagten »Ergotherapie«, antwortete er: »Glaub ich nicht!« Das reichte den beiden aber nicht, von ihrem Plan abzulassen. Sie sahen sich kurz fragend an, und dann fassten sie ihn an beiden Armen und befahlen: »Mitkommen!« Muss wie eine Verhaftung ausgesehen haben. Er hatte keine Chance.

Warum er nicht so gern in diese Werkstatt gebracht wurde, hätte er nicht sagen können. Vielleicht, weil es dort so laut und unruhig war. Immer gab es dort jemanden, der laut fluchend sein Werkzeug suchte.

Während einer seiner Therapien sollte er dann einmal aus einigen kleinen geometrischen Tafeln ein Quadrat zusammenlegen. Diese Tafeln waren kleine Rechtecke, Quadrate und Dreiecke und waren zunächst nur provisorisch aus Pappe hergestellt. Für ihn war es ziemlich schwierig, das Quadrat zu bilden. Wenn es ihm einmal gelang, konnte er sich nicht merken, wie es möglich geworden war, und musste die Lösung des Problems immer wieder neu suchen.

Dann konnte er eine interessante Beobachtung machen: In der Ergotherapie-Werkstatt wurden drei Fachleute damit beauftragt, diese kleinen, provisorisch hergestellten Tafeln aus Pappe aus Holz herzustellen. Auch sie waren Patienten und begannen sofort, den Auftrag zu erledigen.

Die kleinen Teile aus Holz waren schnell gesägt. Bei dem Test, ob die selbst hergestellten Teile auch zu einem Quadrat zusammenzulegen seien, gab es aber Probleme. Sie schafften es nicht und konnten sich das nicht erklären. Sie waren sich sicher, die kleinen Teile genau nach Vorlage hergestellt zu haben. Millimetergenau. Warum passten sie nicht zusammen? Neue Flüche waren zu hören, die noch etwas schlimmer waren als die, die gerufen wurden, wenn Werkzeug gesucht wurde. Er wusste, dass es ziemlich schwierig war, dieses Quadrat zu legen, wozu die Patienten offensichtlich nicht fähig waren, obwohl sie die Teile selbst ausgesägt hatten.

Bei einem ihrer Besuche fragte seine Frau ihn eines Tages, ob er einem ehemaligen Kommilitonen, der sich nach ihm erkundigt habe, einen Brief schreiben könne. Papier und Kugelschreiber hatte sie mitgebracht. Er wollte es versuchen. Ohne die Fähigkeit, einen gefassten Gedanken einen Moment lang im Gedächtnis zu behalten oder darüber nachdenken zu können, was er schreiben wollte, sollte dies eine besondere Übung werden. Dennoch schaffte er es, diesen Brief fertigzustellen, und er bekam auch einen Antwortbrief. In diesem zeigte sich sein ehemaliger Studienfreund über seinen Brief sehr beeindruckt.

Er selbst konnte sich nicht mehr daran erinnern, was er ihm geschrieben hatte.

Fahrt in die Vergangenheit

Eines Tages sagte sie ihm, sie dürfe ihn am nächsten Wochenende mit nach Hause nehmen. Dr. Gadiel hätte nichts dagegen. Auch diese Nachricht vergaß er sofort, konnte sich aber gelegentlich doch sehr kurz daran erinnern, dass sie ihn am folgenden Freitag mitnehmen würde. Dieser Freitag lag für ihn irgendwo in der Zukunft, die es für ihn noch nicht gab, und so lag er unruhig auf seinem Bett und erwartete ihre Ankunft.

Dann verging die Zeit plötzlich langsamer. Wann würde sie ankommen? War es bereits Freitag? Endlich ging die Tür auf, sie packte einige seiner Sachen ein und nahm ihn mit. Vor der Klinik warteten ihre Eltern mir ihrem Wagen, da sie sie nicht allein fahren lassen wollten. An das Auto konnte er sich noch schwach erinnern und stieg im Fond der Limousine ein.

Es war bereits Abend geworden und schon ziemlich dunkel, als seine erste Autofahrt nach dem Koma begann. Der Wagen schien so schnell zu rasen, dass er meinte, in einem Rennwagen zu sitzen. Vielleicht nahm er die gefahrene Geschwindigkeit nur deshalb als so schnell wahr, weil er längere Zeit nicht mehr Auto gefahren war und keine Erinnerung an frühere Fahrten besaß. Dann wurden sie von einem anderen Fahrzeug überholt, dessen stinkende Abgase er riechen konnte, ohne sie zu sehen. Hatte er so etwas schon einmal erlebt? Er konnte ein überholendes Auto riechen? Seine Nase arbeitete immer noch äußerst präzise, sodass er dieses Fahrzeug auch noch riechen konnte, als es schon nicht mehr zu sehen war. In welcher Welt lebte er jetzt?

Das Haus, vor dem sie dann hielten, erschien ihm bekannt. Die Treppe, vor der sie Angst hatte, schaffte er langsam, indem er sich bei seiner Frau abstützte und sich festhielt, und dann standen sie in ihrer Wohnung. In dem Augenblick, als er in den Flur trat, berührten sich zwei Welten: die eine Welt, in der er schon einmal gelebt hatte, und die ganz andere Welt, in der er jetzt lebte. Diese beiden Welten hatten eines gemeinsam: sie, das Mädchen. Hier hatten sie gelebt? Das war sein Zuhause? Er meinte, diese Wohnung zu kennen, wenn ihm auch alles fremd erschien. Was hatten sie hier erlebt? Er blieb ein Fremder.

Das Telefon, das im Flur auf einem Regal stand, kannte er. Fernsprechapparat 611, abgekürzt FeApp. 611. Das einzige Telefon, das es damals gab und mit dem fast alle telefonieren mussten. Sie hatten es in Ocker, es war eines der ersten farbigen Telefone, die es damals gab. Normalerweise war dieser Telefontyp grau. Auch Fernseh-Oberinspektor Derrick und sein Assistent Harry mussten mit diesem Telefon telefonieren. Dieses Telefon sollte für ihn wie eine kleine Tür werden. Eine Tür, die es ihm ermöglichen sollte zurückzugehen. War er jetzt zurück?

Nein! Er saß auf dem Sofa im Wohnzimmer und schaute bewegungslos in den Raum. »Woran denkst du, wenn du so in die Gegend guckst?«, wollte sie wissen.

Das konnte er ihr nicht sagen, doch es war wichtig, dass sie ihn ansprach, denn schon längst hatte er die Fahrt mit dem Auto vergessen und auch, woher er gekommen war. Seine Gedanken kreisten in seinem Kopf wie kleine Strudel im Wasser, die eine Zeit lang deutlich zu sehen waren, sich aber dann in der Strömung auflösten, um an einer anderen Stelle für einige vergängliche Augenblicke neu zu entstehen. So war keiner dieser Gedanken für ihn fassbar. Wie sollte er einen kleinen Strudel im strömenden Fluß auch festhalten? Kurz danach schlief er ein.

Er erwachte mit der Frage, die ihn jetzt schon lange wie ein Albtraum begleitete: »Wo bin ich?« War er allein? War sie, seine Frau, auch hier gewesen? Die Sonne schien hell und warm ins Zimmer. Die Fenster und das Licht, das die weißen

Rollos entstehen ließen, meinte er zu kennen und auch das Bett, in dem er lag. War er zu Hause? Was würde er jetzt machen? Könnte er allein aufstehen? Würde er sich anziehen können? Konnte er sich schon allein waschen? Er blieb erst einmal im Bett liegen und genoss den neu geborenen Tag mit seiner Morgenstimmung. Die beiden Schlafzimmerfenster waren einen Spalt geöffnet, frische Luft drang in den Raum. Er nahm Kaffeeduft wahr, als sie ins Zimmer kam und ihn zum Frühstück holte. Das gefiel ihm. Ohne ihre Hilfe hätte er das Badezimmer nicht erreicht, und als er es betrat, erschien es ihm bekannt, obwohl es dort neue Schränke gab.

Was an diesem ersten Wochenende geschah, konnte er noch nicht in seinem Gedächtnis ablegen. Die Zeit verlief ohne Erinnerungen auch viel zu schnell, und als sie dann am Sonntagnachmittag zu ihm kam, um ihn zurück in die Klinik zu bringen, konnte er kaum glauben, dass das Wochenende schon vorbei war. Was hatte er erlebt? Was war geschehen? Er konnte sich an nichts erinnern. Als ihm diese Fragen dann am Montag auch in einer seiner Therapien gestellt wurden, fasste er den Entschluss, am nächsten Wochenende alles genauer zu beobachten.

Danach holte sie ihn jedes Wochenende nach Hause, doch blieben diese Besuche noch eine lange Zeit immer ein »erster Besuch« zu Hause, da er sich an vorherige Besuche nicht erinnern konnte. Eine lange Zeit musste erst noch vergehen, bis er sich, auch ohne sich auf seiner kleinen Frau abzustützen, in der Wohnung bewegen konnte und sie es wagen konnten, spazieren zu gehen.

Das Aufwachen am Samstagmorgen in einer anderen Umgebung blieb auch noch eine Zeit lang spannend, da sein Tag immer noch mit der Frage begann: »Wo bin ich?«, ohne dass er eine Erinnerung an den vorherigen Tag hatte.

Dann kam ein Morgen, an dem er allein das Badezimmer erreichen und auch ohne Hilfe das Wohnzimmer betreten konnte. Als er an diesem Tag das Wohnzimmer betrat, fühlte er sich wie in einem Raumschiff: schwerelos mit rasender Geschwindigkeit dahingleitend. Zu schnell, um etwas zu erfassen oder Erinnerungen zurückzulassen. Zeitlos, ohne Vergangenheit und ohne Zukunft. Die Zeit gab es für ihn nicht. Hatten sie jetzt Zeit? Er wusste es nicht.

Bei seinen Schritten ins Wohnzimmer, das für ihn ein fremder Raum geworden war, fühlte er sich wie Neil Armstrong bei der ersten Landung auf dem Mond. Sein gestörter Gleichgewichtssinn schien ihm Schwerelosigkeit zu simulieren, sodass er befürchtete, jeden Moment abzuheben. Für ihn war es, als bewege er sich in lang gezogenen, hohen Sprüngen auf den Stuhl zu, auf den er sich setzen wollte, während der Tisch, an dem seine Frau bereits saß, hin und her wankte.

Dennoch gelang es ihm mit Mühe, den Stuhl zu erreichen, auf den er sich niederlassen wollte. Endlich stand er kurz davor und hatte nur noch genau einen Schritt zu machen, um sich setzen zu können. Dann musste er sich übergeben.

An diesem Wochenende war es tropisch heiß in ihrer Dachwohnung. Vielleicht war das der Grund, vielleicht war es die Anstrengung und Aufregung des Tages davor mit der Autofahrt? Oder die Aufregung in ihm, weil er sie nicht kannte? Gott sei Dank hatte er schon kurz danach diesen kleinen peinlichen Vorfall vergessen und wollte das Frühstück mit einem sympathischen jungen Mädchen mit langen dunkelblonden Haaren, das ihn genau zu kennen schien, genießen.

Nur war das äußerst problematisch, vielleicht auch gar nicht möglich. Zwar saß er ihr nah gegenüber, aber dennoch schien sie sehr weit entfernt zu sein. Es war, als säße er hinter einer Glasscheibe. War es die Scheibe eines Raumanzughelmes, den er jetzt trug und nicht mehr abnehmen konnte? Eine Funkverbindung zu ihr schien es nicht zu geben, was vielleicht der Grund dafür war, dass ihn ihre Worte nicht erreichen konnten. Dabei konnte er ihre Rede akustisch zwar genau wahrnehmen, doch wie Wassertropfen, die auf eine heiße Herdplatte fielen und verdampften, lösten sich ihre Worte auf dem Weg in sein Gedächtnis auf. Der scheinbar existierende Astronautenhelm war für ihn äußerst real. Die Gegenstände in seiner Umgebung schienen schwerelos zu sein und zu schweben. Alles, was er in seiner Hand hielt, war schon kurz danach wieder spurlos verschwunden. Das ängstigte ihn.

Dann musste er einmal kurz ins Badezimmer gehen. Langsam stand er auf und wankte aus dem Zimmer, auf sie gestützt. Wo das Badezimmer in dieser Wohnung genau lag, konnte er nur vermuten. Als er im Badezimmer die Tür hinter sich schloss, hätte er etwas bemerken können, was ihn noch Jahre später begleiten und beunruhigen sollte. Das Geheimnis geschlossener Türen von kleinen Räumen. Türen, die geschlossen waren, trennten ihn von dem, was vor der Tür lag. Viele lange Jahre entschwand in dem Augenblick, in dem er eine Tür schloss, der Raum vor der Tür seinem Gedächtnis – mit allen Personen und Gegenständen, die vor dieser Tür blieben.

So war es auch diesmal, als er die Badezimmertür in ihrer Wohnung verschloss. Seine Frau und seine kleine Tochter befanden sich vor der Tür. In der Sekunde, in der er die Tür geschlossen hatte, hatte er sie vergessen. Intuitiv machte er aber genau das, was er noch viele Jahre später, z. B. bei Kaufhausbesuchen mit seiner Familie, machen musste. Eine Kaufhaustoilette mit einer geschlossenen Tür war für ihn viele Jahre ein Raum, den er nicht zuordnen konnte. Um in diesen Momenten zu wissen, wo er war, musste er immer die Toilettentür öffnen und hoffen, dass er seine Frau oder eines seiner Kinder sehen könnte. Sah er sie, war er erleichtert und beruhigt, wirklich mit seiner Familie unterwegs zu sein. Sah er sie nicht, gab es noch die Möglichkeit, sie im Kaufhaus zu suchen. Aber das konnte er jetzt bei seinem ersten Besuch zu Hause noch nicht wissen.

Als er zurückkam, gab es ein Problem, denn auch seine Frau hatte das Zimmer verlassen. Am Frühstückstisch saß jetzt nur noch seine kleine Tochter in ihrem Hochstuhl. Zwei Plätze waren noch frei. Wo hatte er gesessen? An welchem Platz? Das konnte doch jetzt aber wirklich nicht wahr sein! Vor wenigen Minuten hatte er doch noch an diesem Tisch gesessen. Aber wo saß seine Frau, und wo saß er? Er konnte sich doch jetzt nicht einfach irgendwohin setzen. Wie würde das aussehen, wenn sie zurückkäme und er säße auf ihrem Platz? Das wäre doch wirklich zu peinlich. Dann sah er sich das Service und die Lage der Bestecke an den beiden Plätzen genau an, um vielleicht doch noch herauszufinden, wo er gesessen hatte.

Die Kleine saß in ihrem Hochstuhl und lachte. Woher wusste sie, dass er keine Ahnung hatte, wo er sich hinsetzen musste?

Dann hatte er eine Idee. Er wollte ganz einfach so lange stehen bleiben, bis sie ins Zimmer käme und sich setzen würde. Der frei bleibende Stuhl konnte dann ja nur seiner sein. Die Zeit, bis sie zurück wäre, wollte er ganz unauffällig langsam im Zimmer umhergehen.

Unauffällig langsam im Zimmer umherzugehen war allerdings äußerst problematisch mit seinen wankenden Schritten; doch dann war sie zurück und setzte sich, ohne zu fragen, warum er durchs Zimmer schwanke. »Glück gehabt!«, dachte er und setzte sich auf den noch freien Platz.

Am Nachmittag gingen sie bei schönstem Sommerwetter spazieren. Er freute sich, dass sie ihn mit seinem wankenden Gang mitgenommen hatte und ihr es offensichtlich nichts ausmachte, dass er sich bei jedem Schritt konzentrieren musste, wie deutlich für jeden zu sehen war.

Am nächsten Tag, Sonntagnachmittag, saß er auf dem Sofa, als sie ins Zimmer kam und sagte: »Wir müssen zurück in die Klinik.« Das erste gemeinsame Wochenende war schon vorbei? Als sie dann wieder im Wagen ihrer Eltern saßen, versuchte er sich zu erinnern, was an diesem Wochenende geschehen war. Was hatte er erlebt? Dann erinnerte er sich, dass es Konfekt und andere Süßigkeiten gab, von denen er viel gegessen hatte. Aber sonst? Was hatten sie erlebt? Wie hatten sie dieses gemeinsame Wochenende verbracht? Diese Frage, was er den Tag oder den Abend vorher gemacht hatte, sollte er noch sehr lange Zeit nicht beantworten können. Doch das wusste er noch nicht.

Es war bestimmt kurz nach einem der ersten Wochenenden zu Hause, als er einmal wieder auf diesem langen Flur in der Klinik auf einem Stuhl saß. Direkt neben ihm lag ein bewusstloser Patient regungslos in einem Bett mit Rädern. In seiner Nase steckte eine Sonde. Während er sich diesen Körper genauer ansah, wurde ihm bewusst, dass er selbst auch einmal so dagelegen haben musste und dass dieser regungslose Körper voller Leben war. Dann erinnerte er sich wieder an diesen Raum, in dem er sich auf einem Tisch liegen sah, und war davon überzeugt, dass dieser Raum in der Nähe sein müsse. Eine Schwester kam, sprach mit dem Patienten und schob ihn in seinem Bett über den langen Gang. Hätte er hinterhergehen sollen? Er wollte diesen Raum, in dem er sich seinerzeit auf einem Tisch liegen sah, noch einmal sehen.

Wie viele Nächte er zu Hause am Wochenende verbracht hatte, bis ihm bewusst wurde, dass er jedes Wochenende zu ihr nach Hause fahren durfte, war ihm entgangen. Erst nach einigen Fahrten zu ihr nach Hause wurde ihm klar, dass sie ihn jetzt jedes Wochenende holen würde.

Die Fahrten durch die farbige Landschaft waren ein gigantisches Erlebnis. Der Sommer war noch da mit seiner warmen Luft und den fremdländischen Gerüchen. Die Landschaft, durch die sie ihn fuhr, kannte er nicht, und deshalb verstärkte sich in ihm das Gefühl, er würde träumen, und so blieb er für seine Umgebung ein Fremder. Immer wieder fragte er sich, warum er diese märchenhafte Gegend noch nie vorher gesehen hatte.

Den Fluss kannte er schon, an dem sie immer entlangfuhren. Aber war schon immer alles so grün gewesen? Sahen die Dörfer und Städte schon immer so ausländisch aus? So viele intensive neue Erfahrungen! Und dann gab es auch noch Wochenenden, an denen sie von Freunden gefahren wurden.

Eines Sonntagabends waren sie wieder einmal zurück in der Klinik, als ihnen auf dem Weg zu seinem Zimmer ein Pfleger begegnete, der ihm gratulierte. Er würde jetzt auf ein anderes Zimmer im ersten Stockwerk, das er ihm zunächst einmal zeigen wolle, verlegt. Dann brachte er ihn und seine Frau auf die erste Etage, die er vorher noch nie gesehen hatte. In dem Zimmer, das er jetzt bewohnen sollte, lägen noch zwei andere Patienten, die aber auch noch erst aus dem Wochenende zurückkommen müssten. Dann wurde ihm sein neues Bett gezeigt und sein Schrank, in dem seine Sachen hingen. Danach legte er sich in sein neues Bett und schlief schnell ein.

Er begann damit, sich morgens selbst anzuziehen. Da er morgens, nach dem Aufwachen aber nie wusste, wie es weitergehen sollte und was er machen müsste, schrieb sie, seine Frau, ihm, wenn sie bei ihm war, kleine Zettel, auf denen stand, was er zu tun hatte. Aufstehen, anziehen, die Reihenfolge der Kleidungsstücke, die er anziehen sollte usw. Dieser Zettel lag morgens auf seinem Nachtschrank. Sein Tag begann immer noch mit den Fragen: »Wo bin ich? Was mache ich hier? Was soll ich tun?« Erinnerungen an den vorherigen Tag hatte er nicht.

Diese Fragen beantwortete ihm aber der kleine Zettel, den sie ihm schrieb.

Problematisch blieb das Anziehen für ihn, weil sein Gleichgewichtssinn gestört war. Ohne das Gleichgewicht halten zu können, war es äußerst schwierig. In seine Strümpfe oder in seine Hose kam er nur im Sitzen und mit dem Zettel, auf dem stand, was er zu tun hatte. Irgendwie gelang ihm das. Es ging nur nicht so schnell.

Mit dem Umzug in das andere Zimmer im ersten Stockwerk änderte sich auch sein Therapieplan. Er kam in andere Gruppen, und er hatte jetzt auch den Plan, auf dem seine Therapien mit den Uhrzeiten standen, die von den Therapeuten abzuzeichnen waren.

Das neue Zimmer hatte einen kleinen Balkon, auf dem er abends oft mit seinen beiden neuen Zimmernachbarn saß. Das war fast wie Urlaub. Die beiden waren Motorradfahrer, die bei einem Unfall eine Gehirnblutung erlitten hatten. Der eine von ihnen zeigte ihm seine Stelle auf dem Kopf, wo sie ihm ein Loch gebohrt hatten. Diese Stelle war kaum noch zu spüren. »Dein Loch ist eines Tages auch so zugewachsen«, beruhigte ihn sein neuer Zimmernachbar. Dieser Patient war Soldat bei der Bundeswehr. Der andere war Fleischermeister und trainierte besonders seine linke Hand oft mit einem Federspanner, da er schnell wieder in der Lage sein wollte, die Kupplung eines Motorrades ziehen zu können.

Es gab noch eine weitere große Veränderung für ihn: Er bekam sein Essen jetzt nicht mehr in dem kleinen Raum, sondern er aß jetzt in einem Speisesaal. Diese Veränderung hatte er zunächst gar nicht bemerkt, und es dauerte auch eine Zeit lang, bis er den Weg in den Speisesaal problemlos finden konnte und den Tisch, an dem er jetzt saß.

An diesem Tisch empfand er das Zusammensein mit den anderen Patienten, die dort aßen, als äußerst stressig, denn immer wenn das Essen von der Bedienung auf den Tisch gestellt worden war, wurde es von seinen Tischnachbarn ziemlich schnell auf ihre Teller geholt. Für ihn ging das viel zu schnell. Er aß in dieser Zeit meistens das, was übrig blieb, und befürchtete, Magenprobleme zu bekommen. Seine Tischnachbarn waren zwei junge Männer und ein junges Mädchen.

Alle hatten kurze Haare und sprachen meistens von ihrer Entlassung aus der Klinik. Besonders das Mädchen war fest davon überzeugt, die Klinik bald verlassen zu können, und unterstrich ihre Überzeugung dadurch, dass sie versuchte, mit den Zeigefingern ihrer rechten und linken Hand ihre Nasenspitze zu treffen. Dabei sagte sie dann: »Ataxie, kannste vergessen!«

Ihre Worte »Kannste vergessen!« fand er amüsant, aber nicht, wie ihr Zeigefinger in großem Bogen ihre Nasenspitze umkreiste, bevor er sie traf, und was sie dann von ihrem Unfall erzählte. Sie hatte an einer Bushaltestelle gestanden und war von einem Kleinbus überfahren worden. »Der kam direkt auf mich zu und hat mich plattgemacht. War besoffen, das Schwein!«, schimpfte sie außer sich vor Wut. Sie war noch sehr jung. Vielleicht fünfzehn oder sechzehn Jahre alt.

Was »Ataxie« bedeutet, wusste er. Er selbst hatte das nur manchmal während der »Arbeit« in der »Werkstatt« bemerkt, wenn seine Hand nicht so fasste, wie er es wollte. Umso mehr er sich dann konzentrierte, um etwas zu greifen, desto schwieriger wurde es. Deshalb griff er in dieser Zeit immer nur so nebenbei nach Dingen, so, als wolle er sie gar nicht fassen.

Seine Therapiegruppen brauchte er zunächst noch nicht allein zu finden. Er wurde noch geführt und abgeliefert. Die Therapien hatten sich – so, als wäre er in der Schule eine Klasse weitergekommen – geändert. Er lernte andere Patienten kennen, die er bisher noch nicht gesehen hatte, und er sollte den Weg in seine Therapien selbst finden lernen.

Zwei Gruppen sollten jetzt besonders sein Konzentrationsvermögen schulen. In einer war er mit Patienten zusammen, die jünger als er waren; in der anderen waren sie bis auf eine junge Frau, die in seinem Alter war, älter als er. Beide Gruppen wurden von demselben Therapeuten geleitet, Herrn Schrader.

Bei seinem ersten Besuch der einen Therapie sollten zunächst alle Anwesenden vorgestellt werden.

Eine junge Frau in dieser Gruppe war eine Musikstudentin aus Hannover. Klavier und Gesang. Sie hatte einen Autounfall und atmete noch durch eine Kanüle im Hals, da der Rettungsarzt bei ihr einen Luftröhrenschnitt hatten machen müssen. Ihre Stimme hatte noch nicht wieder den Klang einer Sängerin.

In dieser Gruppe traf er auch den besonders gut riechenden und immer frisch aussehenden Patienten, den er schon mehrfach gelegentlich getroffen hatte und der ihn vermuten ließ, er befinde sich in einem Fitness-Center. Irgendwie schienen sie sich zu kennen, allerdings konnte er sich nicht daran erinnern, woher. Bei der Vorstellungsrunde erfuhr er dann von seinem Unfall. Dieser Mann war mit einem schnellen Sportwagen auf der Autobahn mit 240 km/h durch eine Leitplanke gefahren. Seine Frau hatte mit im Auto gesessen, doch ihr sollte fast nichts passiert sein und sie hatte das Krankenhaus nach einer Untersuchung schnell wieder verlassen können. Er selbst, der Sportwagenfahrer, wurde schwer verletzt. Seine Stimme war noch sehr leise, doch machte er unter diesen Umständen einen relativ gesunden Eindruck. Es war der Patient, der ihm einen Sportwagenprospekt mit den Worten »Ein Traum!« gezeigt hatte. Doch daran konnte er sich nicht mehr erinnern. Sein Name war Christian. Interessanterweise wusste Christian, dass er verheiratet war, und schien auch seine Frau schon gesehen zu haben. Irgendwann in dieser Zeit schenkte er ihm eine Probe eines Damenparfüms und eine Rasierwasserprobe, dessen Duft ihm den Atem zu rauben schien. Selbst noch Jahre, nachdem er aus der Rehabilitationsklinik entlassen worden war, kaufte er sich diesen Duft, bis er aus dem Programm genommen wurde.

In dieser Therapiegruppe lernte er dann einen Patienten kennen, der einen Schlaganfall gehabt hatte. Dieser machte ihm eines Tages den Vorschlag, nach dem Abendessen spazieren zu gehen. Sein Name war Werner. Er wollte ihn an seinem Tisch abholen, er sollte dort warten. Eine spannende Zeit begann.

Da Werner wusste, an welchem Tisch er saß, war es für sie kein Problem, sich zu treffen. Er hatte ein gesundes Gedächtnis, konnte aber nicht so richtig sprechen, was aber nicht störte. Es dauerte nur immer etwas länger, bis er einen Satz zu Ende gesprochen hatte. Bei Schlaganfall-Patienten soll das normal sein, erfuhr er später.

Ohne diesen Mann wäre er nicht in der Lage gewesen, das Klinikgelände zu verlassen, da er nicht die Spur eines Orientierungssinns hatte. Zusammen durchstreiften sie das Gelände um die Klinik herum, das ihm riesig erschien, da er alles, was er sah, vorher nie gesehen hatte und sich auch nicht vorstellen konnte, wo genau auf dem Planeten Erde er sich befinden würde. Werner kannte sich aber gut aus. Er freute sich, da es nach seinem Koma das erste Mal war, dass er abends nicht schon nach dem Abendessen ins Bett gehen musste.

Sie trafen sich dann jeden Abend nach dem Essen und konnten die letzten warmen Abende des Sommers genießen. Da Werner für seine Sätze immer etwas länger brauchte, bis er sie beenden konnte, hatte er den Satzanfang meistens schon vergessen, wenn er endlich beim entscheidenden Punkt angekommen war. So entwickelten sich interessante Gespräche, und manchmal standen sie dabei in der märchenhaften Landschaft und konnten nur noch lachen.

Einmal saßen sie auf einer Bank irgendwo in dem kleinen Ort, als Werner plötzlich zu kreischen anfing und laut »Rentner, Rentner!« rief. Er blickte hinter sich, um zu sehen, was Werner meinen könnte. Sie saßen auf einer Bank direkt vor einem Friedhof.

Als das Wetter kühler und auch regnerisch wurde, sodass Spazierengehen nicht mehr so angenehm war, hatte Werner eine andere Idee, ihre Freizeit zu gestalten. Im Keller gab es direkt vor der Automatiktür der Krankengymnastik eine Tischtennisplatte. Dort spielten sie nur einige Abende zu zweit, dann kam Silke, die Musikstudentin, dazu. Sie spielten abwechselnd und hatten Probleme, sich den Spielstand zu merken. Es war allerdings auch nicht wichtig, wer besser spielen konnte. Der Spaß, den sie durch simples Tischtennisspielen hatten, war beispiellos.

Als Silke einmal während des Spielens ihre Kanüle verlor, wussten sie für einen kurzen Augenblick nicht, was jetzt zu tun sei. Silke blieb aber ganz ruhig und steckte die Kanüle wie ein Fakir zurück in ihren Hals. So etwas hatte er noch nicht gesehen.

Dann wurde er im Speisesaal an Werners Tisch gesetzt. Dort war die Atmosphäre im Vergleich zu dem Tisch, den er dadurch verlassen konnte, wesentlich angenehmer. Außer Werner und ihm selbst saßen an diesem Tisch noch eine junge Frau im Rollstuhl, Ingrid, die nur sehr langsam sprechen konnte, und Georg, der wie Werner nach einem Schlaganfall auch noch Probleme beim Sprechen hatte. Mit diesen Tischnachbarn machte das Essen wieder Spaß. Interessant waren besonders die Konversationen mit Werner und Georg, weil sie oft nicht die Worte finden konnten, die sie eigentlich aussprechen wollten. So entwickelten sich faszinierende, lustige Gespräche in einer entspannten Umgebung. Auch Ingrid konnte dabei herzhaft lachen.

Die Speisekarte, die es in der Klinik gab, lasen sie manchmal gemeinsam und machten sich dann Gedanken, was das eigentlich sein könnte, was es da zu essen gab. Eines Tages sollte es Bullenschlegel geben. Werner, Georg und er hatten sofort einen Verdacht, was das sein könnte ... Er selbst hatte nicht den Mut, dieses Körperteil zu essen, das es ja auch bei Männern gab. Werner und Georg jedoch wollten es unbedingt probieren.

Nach dem Mittagessen hatte er in diesen Tagen sogar noch einige Minuten Zeit, sich auf den kleinen Balkon des Krankenzimmers in die Spätsommer-Sonne zu setzen, die immer noch hell und warm schien. Dadurch war es noch etwas schwieriger, die erste Therapie nach der Mittagspause pünktlich zu erreichen. Die Uhrzeit, wann es mit der Therapie weiterging, stand auf seinem Therapieplan. Er konnte sich aber immer noch nicht merken, was er soeben gelesen hatte, und hatte auch mit seiner Uhr leichte Probleme. Er konnte sich nicht vorstellen, was es genau bedeutete, wenn es z.B. zehn oder fünf Minuten vor vierzehn Uhr war. Bedeutete dies, er müsse schon losgehen, oder könnte er sich noch einen Moment in die Sonne setzen? Pünktlich zu sein, das war daher recht problematisch und sollte es für viele Jahre bleiben. Dennoch war die Phase seiner Therapie in dieser Zeit angenehm. Vormittags besuchte er die Gruppe mit den jungen Patienten und nachmittags die Einheit mit den älteren, in der auch Werner war. In beiden Therapien lachten sie viel und versuchten dennoch, an ihrer Konzentrationsfähigkeit zu arbeiten.

Langsam, sehr langsam wurde sein Gedächtnis immer besser.

Gymnastik hatte er in dieser Zeit in einer Gruppe. Daher wurde auch von »Gruppengymnastik« gesprochen. Dazu traf er sich mit einigen anderen Patienten und natürlich mit einer Krankengymnastin morgens im Park, um leichte Lockerungsübungen zu machen.

Der Tau auf dem morgendlichen Parkrasen mit den silbern glitzernden Spinnweben verriet, dass die heiße Phase des Sommers bereits gegangen war und die Zeit des Altweibersommers begonnen hatte. Das Wetter war aber immer noch angenehm warm, und jeder Tag begann mit Sonnenschein. Es war sein gestörter Gleichgewichtssinn, gegen den er bei diesen leichten Bewegungsübungen kämpfte, nachdem ihm auch diese Fähigkeiten durch die Zeit im Koma verloren gegangen waren. So konnte er z. B. unmöglich auf einem Bein stehen und auch nicht nach oben sehen, da er in solchen Situationen jede Kontrolle über seinen Körper verlor.

In dieser Zeit lernte er auf dem Gelände vor der Klinik wieder einmal einen Patienten auf einer Bank kennen. Auf Bänken saß er damals ziemlich oft. Schnell kam er mit ihm in ein Gespräch, das ihre Krankheiten zum Thema hatte.

Sein Name war Benson, er sollte zu ihm »Benni« sagen. Schnell erklärte er Benni, er würde immer alles sofort vergessen, worauf Benni ihn fragte, ob er noch wisse, was er zu Mittag gegessen habe.

Das Mittagessen musste kurz vorher gewesen sein, doch konnte er sich nicht wirklich daran erinnern. Benni half ihm dann etwas bei seinen Denkübungen, und dann kam die Erinnerung zurück. Es gab Curry-Schaschlik-Spieße mit Hühnchenfleisch und Reis. Es war dieses Gespräch mit Benni, das in ihm noch Jahrzehnte danach die Erinnerung an dieses Mittagessen wach hielt.

Dann fragte er Benni, warum er in der Klinik sei. Behinderungen konnte er bei ihm nämlich nicht erkennen. Im Gegenteil: Benni war ein sportlich wirkender Mann, vielleicht Ende 30 bis Mitte 40. Dann zeigte Benni ihm seine Hände, die leicht zitterten, und sagte: »Parkinson.«

Benni erkannte sofort, dass er mit dem Begriff »Parkinson« nichts verbinden konnte, und versuchte, ihm seine ungewöhnliche Krankheit mit wenigen Worten zu erklären. Benni erschien ihm aber dennoch gesund und ziemlich fit. Von Dr. Parkinson und seiner Zitterkrankheit hörte er an diesem Tag zum ersten Mal.

Dann sprachen sie auch noch darüber, was sie beruflich machten. Benni sagte, er sei Seefunker und würde eigentlich zur See fahren.

In diesem Moment geschah etwas äußerst Merkwürdiges. Veranlasst durch Bennis Worte, konnte er sich plötzlich genau daran erinnern, dass er einmal einen Ausbilder hatte, der auch Seefunker von Beruf war, der aber nicht mehr zur See fuhr und an Land als Ausbilder arbeitete. Dieser Ausbilder heuerte gelegentlich im Urlaub auf einem Schiff an und fuhr zur See.

Was für einen Beruf er selbst erlernt hatte, konnte er allerdings nicht sagen. Aber er erinnerte sich sogar noch daran, dass dieser Unterrichtende bei einer Fahrt auf einem Frachtschiff durch den Panamakanal einen Film gedreht hatte, den er den Auszubildenden vorführte. An diesen Film konnte er sich zwar nicht in allen Einzelheiten erinnern, er wusste aber noch, dass er die Durchquerung des Panamakanals in allen Einzelheiten gefilmt hatte. Wieso konnte er sich so plötzlich an ein Detail aus seinem Leben vor dem Koma erinnern?

Benni fragte ihn dann noch, ob er Schach spielen würde und ob er einmal eine Partie mit ihm spielen wolle. Dann war er verschwunden. Er selbst musste sich beeilen, rechtzeitig in seine Therapie bei Herrn Schrader zu kommen.

In diesen Tagen meinte er die Umgebung der Klinik durch die Spaziergänge mit Werner schon so gut zu kennen, dass er damit begann, kürzere Wegstrecken in unmittelbarer Umgebung der Klinik allein zurückzulegen. So wagte er es inzwischen, allein in den Park vor der Klinik zu gehen, und traute sich dabei langsam immer weiter von der Klinik weg. Auch nur kurze Wegstrecken ohne Begleitung gehen zu können war für ihn eine neue Erfahrung. Sie bedeutete für ihn eine besondere Form von Freiheit. An die vielen Wege, die er vor seinem Koma allein zurückgelegt hatte, konnte er sich noch nicht erinnern.

Diese kurzen Wege, die er allein ging, waren kleine Abenteuer. Ein Blick in die falsche Richtung reichte für ihn in dieser Zeit aus, um alles zu vergessen. Alles! Auch, dass er Patient in einer neurologischen Klinik war, in die er auch wieder zurückmusste. Dann wollte er es eines Tages wagen, allein in den kleinen Ort zu gehen. »Das müsste doch eigentlich möglich sein«, meinte er. Mit Werner war er diesen Weg schon einige Male gegangen, und so tauchte dieser Gedanke immer wieder in seinem Gedächtnis auf, bis er es nicht mehr erwarten konnte, einmal allein loszugehen.

An einem Nachmittag machte er sich nach der Therapie auf den Weg und plante, zum Abendessen wieder zurück in der Klinik zu sein. Die Hauptstraße des kleinen Städtchens hatte er schnell erreicht. So weit hatte er es schon einmal geschafft. Immer wieder sah er zurück und versuchte, sich etwas Auffälliges zu merken. Immer wieder dachte er auch darüber nach, ob er weitergehen oder zurückgehen solle. Da es ihn aber weiterhin sehr interessierte, ob er in der Lage sei, allein in den kleinen Ort zu gehen, setze er seinen Weg fort. Ein Mann Mitte 20 würde sich schon nicht verlaufen. Ach ja, er hatte sich gar nicht gemerkt, an welcher Stelle er auf die Hauptstraße abgebogen war. Er drehte sich um und konnte sich noch daran erinnern, dass dies an einer Stelle war, an der ein Chinarestaurant lag. Diese Stelle mit dem Chinarestaurant wollte er sich einprägen. Neugierig ging er dann weiter in eine Welt, die er nicht kannte – wenngleich sie in diesem Ort auch klein war. Dann dachte er daran, dass er diese Stelle mit dem Chinarestaurant wiederfinden müsste, wenn er zur Klinik zurückfinden wollte. Er drehte sich um, konnte das Chinarestaurant aber nicht mehr sehen. Schon wusste er auch nicht mehr, in welcher Richtung dieses Restaurant lag. Jetzt hatte er zwar nur zwei Richtungen zur Auswahl, in die er gehen konnte, aber welche Richtung war richtig und würde ihn zurück in die Klinik bringen? Hatte er sich jetzt verlaufen?

War das jetzt wahr, oder lag er im Bett und träumte? Dann erinnerte er sich daran, schon einmal im Radio Suchmeldungen gehört zu haben, bei denen auf Personen geachtet werden sollte, die ohne Orientierung umherirrten. Er hätte nie gedacht, dass er so etwas einmal als Hauptfigur erleben würde. Wäre ihm so etwas in einer Stadt wie London, Paris, Rom oder New York passiert, wäre das ja fast noch normal gewesen. Aber in Hessisch Oldendorf?

Noch wollte er es aber nicht aufgeben, in die Klinik zurückzufinden. Wie könnte er das schaffen? Ganz einfach: Zunächst einmal Ruhe bewahren! Jetzt brauchte er vor allem einen kühlen, klaren Kopf! Leider war das genau die Stelle, wo sein Problem lag.

Langsam ging er die Hauptstraße des kleinen Städtchens entlang und dachte daran, dass es auch an diesem Abend irgendwann dunkel werden würde. Er blieb dabei aber ruhig. Panik würde ihn jetzt auch nicht weiterbringen. Sollte er an diesem Abend wirklich nicht mehr allein in die Klinik zurückfinden? Nein, das sollte er nicht ...

Unerwartet traf er auf zwei junge Patienten, die er aus der Therapie mit Herrn Schrader kannte und die ihn glücklicherweise auch kannten. Da sie auch zurück in die Klinik wollten, hatten sie denselben Weg und konnten gemeinsam gehen. Die beiden wollten nur vorher noch schnell »was Richtiges« essen und verschwanden dazu in einem Schnellimbiss. Das Klinikessen sagte ihnen nicht zu. Jetzt brauchte er nur noch zu warten, bis sie wieder herauskamen. Dann gingen sie gemeinsam zurück in die Klinik. Den Weg beobachtete er möglichst genau, da er so bald wie möglich wieder allein in den Ort gehen wollte.

Den Rest des Tages verbrachte er wieder auf dem Balkon mit seinen Zimmernachbarn in warmer Sommerabendstimmung. Nach diesem ersten Versuch, allein in den Ort zu gehen, gelang es ihm immer wieder, diese Strecke allein in beiden Richtungen zu gehen. Ein wichtiger Schritt für ihn zurück in das normale Leben, wenn dieser Weg für ihn auch noch unübersehbar lang war.

Am nächsten Tag machte er bei der Visite in seinem Zimmer eine lustige Beobachtung. Der Fleischermeister, einer seiner Zimmernachbarn, hatte, kurz bevor der Arzt mit einer

Schwester das Zimmer betrat, seine Thrombose-Strümpfe ausgezogen und über sein Bettende gehängt. Arzt und Krankenschwester, beide recht kräftig wirkende Gestalten, standen direkt vor seinem Bett. Der Arzt zeigte in Richtung Thrombose-Strümpfe und fragte, was das sei. Die Antwort seines Zimmernachbarn war: »Das sind die Socken. Die sind zu eng, und die ziehe ich auch nicht mehr an.«

Er selbst lag jetzt mit seinem Gesicht in Richtung Wand und hatte Mühe, nicht laut loszulachen. Dem dritten Zimmernachbarn erging es ähnlich. Dabei fand er den Fleischermeister ziemlich mutig, den er hinter den beiden kräftigen Gestalten des Klinikpersonals nicht mehr sehen konnte. Diesem wurde dann kurz die wichtige Funktion dieser Strümpfe erklärt, die darin lag, arterielle Verschlüsse zu verhindern. Er ließ sich belehren und konnte davon überzeugt werden, dass es für ihn besser sei, sie wieder anzuziehen. Er hätte von seinen Kräften her auch nicht die geringste Chance gegen diese beiden gehabt.

An das Leben in dem Zimmer mit Balkon hatte er sich gern gewöhnt und genoss vor allem die Mittagspausen, die genügend Zeit ließen, nach dem Essen und vor der nächsten Therapie noch einige Minuten die Sonne zu genießen. Einmal wurde er in der ersten Therapie nach der Mittagspause von Herrn Schrader gefragt, ob er in der Sonne gesessen habe. Er bejahte die Frage des Therapeuten, worauf dieser antwortete, dass man dies auch sehen könne. Zu diesem Zeitpunkt wusste er noch nicht, dass Patienten, die wie er selbst eine Hirnschädigung hatten, mit der Sonne besonders vorsichtig sein müssen.

Dann wurde er – unbesonnen, wie er in dieser Zeit meistens war – von einer äußerst stressigen Situation überrascht. Von einer Therapie zurückgekommen, bemerkte er vor seinem Zimmer einen Stuhl, auf dem einige seiner Kleidungsstücke lagen. Einige andere seiner Sachen lagen zerstreut daneben. Er sah sich dieses Bild lange an, ohne zu wissen, was dies bedeutete. Ob diese Habseligkeiten, die er sehen konnte, ihm gehörten, konnte er eigentlich auch nicht mit Sicherheit sagen. Schließlich erklärte ihm jemand, dass er gleich in ein anderes Zimmer umziehen werde, das ihm noch gezeigt werden müsse.

Er war sicher, dass ihm dieser Umzug nicht angekündigt worden war. Wie sollte er nun so schnell überprüfen, ob alles, was für ihn wichtig war, mitgenommen wurde? Dann zeigte ihm jemand in einem anderen Haus der Klinik sein neues Zimmer. Dort sollte er jetzt wohnen. Natürlich hatte er dort andere Zimmernachbarn. Von den beiden, mit denen er in dem Balkonzimmer lag, konnte er sich nicht verabschieden.

In seine nächste Therapie kam er mit etwas Verspätung. Es war die Gruppe mit den etwas älteren Patienten, in der auch Werner anwesend war. Was denn los sei, fragte ihn Herr Schrader. Er fragte, ob denn niemand in dieser Klinik wisse, dass er kein Gedächtnis habe und ein Umzug in ein anderes Zimmer für ihn ein großes Problem darstelle. Der Therapeut antwortete, dass seine Aussage, er habe kein Gedächtnis, falsch sei. Er habe schon ein Gedächtnis, allerdings sei es zurzeit gestört. Außerdem sei die Tatsache, dass er wieder einmal umgezogen sei, ein Hinweis darauf, dass es ihm schon wieder etwas besser gehen würde.

Seine Rehabilitation machte also Fortschritte. Beruhigen konnte ihn die Worte des Therapeuten allerdings nicht. Er wusste auch schon nicht mehr, wo er sein neues Zimmer finden könnte.

Dann waren die Tage spürbar kürzer geworden. Das Wetter war aber immer noch enorm freundlich. Die Abende verbrachte er oft mit Silke und Werner beim Tischtennisspielen. So waren die lang gewordenen Abende nicht so langweilig.

In dieser Zeit fuhr er mit seiner Frau gelegentlich nach Hameln zum Einkaufen. Das bedeutete stundenlanges Laufen durch Geschäfte, in denen es für ihn nichts Interessantes zu sehen gab. Da er sich nie an den Anfang dieser Aktionen erinnern konnte, hatte er dabei das Gefühl, er würde tagelang nur Geschäfte abklappern. Eine äußerst mühselige, schwer zu ertragende Strapaze!

Die harte Übungsaufgabe war für ihn dabei, seine Frau nicht aus den Augen zu verlieren. Ihm war bewusst: Würde er sie auch nur für einen kurzen Augenblick nicht sehen, könnte er sie nicht wiederfinden! Außerdem hätte er kurz danach nicht mehr gewusst, wo er war und wie er dorthin gekommen war.

Sie schien das nicht zu wissen und bewegte sich blitzschnell durch das Warenangebot. Würde es Möglichkeiten geben, sie wiederfinden zu können? Ihm fiel etwas ein. Er könnte in so einem Fall ja zu einer Kasse gehen und sie, seine Frau, ausrufen lassen. Aber was sollte eine Kassiererin oder ein Kassierer in so einem Fall sagen? Vielleicht »Der Herr Jäger kann seine Frau nicht finden und möchte an Kasse acht abgeholt werden«? Nein, das wäre ein niederschmetternder Skandal. Doch waren in Kaufhäusern Lautsprecherdurchsagen wie z. B. »Die kleine Yessica sucht ihre Mama und wartet an der Information« nicht ganz normal? Ja, eigentlich schon, aber er war kein kleiner Junge, der von seiner Mutti abgeholt werden wollte. So musste er aufpassen, seine Frau nicht aus den Augen zu verlieren. Insgesamt eine schwierige, aber auch reizvolle Konzentrationsübung.

Nach diesen spannenden Kaufhausbesuchen ging er noch zu Silke und Werner zum Tischtennisspielen. Dort trafen sie manchmal andere Patienten, mit denen sie kontroverse Diskussionen über den aktuellen Spielstand führten. So richtig merken konnte sich den keiner, schien es.

Diese Ausflüge mit ihr in die weite Welt außerhalb des Klinikgeländes waren es, bei denen er entdecken musste, wie kompliziert einfaches Leben geworden war. Der Lebensweg, der jetzt vor ihm lag, schien eine Anreihung von Fettnäpfchen zu sein. So dicht stehend, dass es für ihn unmöglich war, daneben zu treten. Das begann schon beim Essengehen in einem Restaurant, da er schon beim Servieren der Gerichte nicht mehr wusste, was er bestellt hatte. Aber er war ja nicht allein. In ihm war auch noch nicht die Hoffnung erloschen, eines Tages wieder normal leben zu können. Mit Gedächtnis. Nur, wie lange sollte es noch dauern, bis er endlich so leben könnte wie die anderen Menschen in seiner Umgebung?

An den Wochenenden mit seiner kleinen Familie zu Hause traf er gelegentlich Freunde, die meinten, er wirke doch ganz normal. Er habe doch gar keine Behinderung. Weshalb er noch in der Rehabilitationsklinik sei, wollten manche wissen. Ihm wurde durch derartige Anmerkungen von Bekannten und Freunden langsam immer bewusster, in welcher Klemme er steckte. Er hatte eine Behinderung, die keiner sehen konnte. Dummerweise lebte er aber in einer Welt, die visuell war, die sich überwiegend visuell darstellte und in der Abstraktes oder Verborgenes weniger Bedeutung zu haben schien. Langsam erhärtete sich in ihm der Verdacht, er sei einem Abenteuer ausgeliefert, das nur er selbst wahrnehmen könne – ohne dass er gefragt worden wäre, ob er dieses Abenteuer erleben wolle. Zu spät! Er war längst mittendrin! Glücklicherweise vergaß er aber auch diese Gedanken und Gefühle, die ihn beunruhigten. Gott sei Dank war er ja auch noch Patient in der Klinik.

Mittags traf er in dieser Zeit vor dem Speisesaal manchmal Benni, den Seefunker, und spielte Schach mit ihm, was ohne Gedächtnis äußerst interessant war. Natürlich hatte er gegen ihn keine Chance, und er wunderte sich, warum Benni überhaupt mit ihm spielte. Das letzte Mal sah er ihn morgens im Park vor dem Klinikum. Er selbst trainierte gerade in der

Gruppengymnastik, als Benni dort mit einer Krankengymnastin auftauchte. Beide starteten sie im sportlichen Jogginganzug zu einem Lauf durchs Gelände. Die Szene, wie die beiden bei strahlender Morgensonne losliefen, kam einem Werbespot für Sportanzüge gleich. Danach sah er ihn nicht mehr. Vermutlich war er nur kurz zur Kur in der Klinik gewesen.

Die Spätsommermorgen mit dem Tau im Gras, der frischen Luft und dem Geschrei der Pfauen, die dort lebten, waren zunächst geblieben. Doch nicht lange. Das Wetter wurde schlechter und die Tage spürbar kürzer. Seine Entlassung aus der Klinik war noch nicht in Sicht. Mit den Patienten in seinem neuen Zimmer, die auf ihn angenehm wirkten, war er inzwischen ins Gespräch gekommen. Es waren ein sympathischer netter älterer Herr, der Krause hieß, und ein junger Mann mit Bart, der aber schon wenige Tage später entlassen werden sollte. Weshalb seine Zimmergenossen dort in der Klinik waren, erfuhr er nie. Herr Krause wurde gelegentlich von einem kleinen Jungen besucht, der dort auch zur Rehabilitation war. Herr Krause meinte, dieser Junge habe wegen seines jungen Alters viel bessere Chancen als sie beide, wieder gesund zu werden.

Die Zeit verging immer schneller, und bald würde es Weihnachten sein. Er war immer noch in der Klinik, und von seiner Entlassung hatte er noch nichts gehört. In diesen Tagen waren es die Besuche seiner Frau und die Spaziergänge mit Werner, die ihm neben seiner Therapie in der Rehabilitation zurück ins Leben halfen. Eines Tages wollte Werner mit ihm einen Ausflug in die Rattenfänger-Stadt Hameln machen. Werner hatte einen Schwerbehinderten-Ausweis, mit dem er eine Begleitperson in öffentlichen Verkehrsmitteln mitnehmen konnte. Beide konnten auf diese Weise kostenlos fahren. Mit dem Bus wollten sie dort hinfahren und mit dem Zug zurück.

Auch diese Fahrt nach Hameln erlebte er wie eine Reise im unbekannten Ausland – vielleicht, weil er immer wieder vergessen hatte, wo er gerade langgefahren war. So konnte er nur Neues und Unbekanntes sehen. Ununterbrochen!

Lebte er vielleicht doch in einer anderen Welt? Einer Welt, die der ersten Welt, in der er schon eine Zeit lang gelebt hatte, nur sehr ähnlich war? Er fühlte sich wie ein außerirdischer Besucher. Seine Situation in Hameln kannte er von den Kaufhausbesuchen mit seiner Frau. Auf keinen Fall durfte er Werner aus seinen Augen verlieren! Ihn in einer Stadt suchen zu müssen würde viel problematischer sein als in einem Kaufhaus. Sie blieben aber die ganze Zeit zusammen und fuhren gemeinsam mit dem Zug zurück. Für ihn eine erste Fahrt ohne seine Frau nach dem Koma und ein weiterer Schritt zurück vom Sterben.

Eines Tages begegnete ihm an einem der Wochenenden eine junge Frau, die er aus seiner Zeit an der Uni kannte, eine seiner ehemaligen Kommilitoninnen. Ohne gesehen zu haben, woher sie so plötzlich kam, stand sie vor ihm. Natürlich wollte sie wissen, wie es ihm jetzt gesundheitlich gehe, und erzählte ihm, sie studiere jetzt Medizin. Sie habe zwar unheimlich viel zu lernen, könnte aber die Vorlesungen in diesem Fach viel besser verstehen.

Kurz bevor sie ging, machte sie dann noch eine Bemerkung, die er nicht vergessen konnte. Sie hätten gerade an der Uni über Gehirnblutungen gesprochen. »Du kannst gar nicht gesund werden!«, sagte sie ihm ...

In dieser Zeit des zu Ende gehenden Sommers wurde sein Therapieplan immer öfter geändert. Er bekam auch einen Termin bei einer Psychologin, was ihn irgendwie beunruhigte. Deshalb bemühte er sich, während der Therapie bei ihr ganz unauffällig zu erscheinen, damit auf keinen Fall der Verdacht entstehen könnte, mit seiner Psyche sei etwas nicht in Ordnung.

Die Konzentrationsübungen bei dieser jungen Klinikmitarbeiterin waren äußerst interessant. Bei den Aufgaben, die sie stellte, wurden ausschließlich seine Gedächtnisleistung und Merkfähigkeit getestet. Diese Aufgaben waren schwieriger als die, welche er bisher zu lösen hatte. Den Fleischermeister aus dem Zimmer mit Balkon traf er dort wieder und erinnerte sich an die schöne Zeit in diesem Zimmer mit den Abenden bei untergehender Sonne.

Hier, bei dieser Therapie, wurde sehr viel gesprochen. Für ihn waren es zu viele Worte, die er hörte, und so hatte er keine Chance zu verstehen, worüber gesprochen wurde. Gelegentlich testete die Psychologin ihn auch mit interessanten Apparaturen und Geräten. Dabei konnte er klar erkennen, wie sehr sein Gedächtnis gestört war.

Dann waren der Spätsommer und auch der Herbst, der dieses Jahr sehr kurz ausfiel, vorbei; aber von seiner Entlassung aus der Therapie hatte er noch nichts gehört. Die Tage waren kalt und lang, und er wurde ungeduldig. Sein Optimismus hinsichtlich seiner Zukunft verflüchtigte sich. Würde er diese Klinik vielleicht nie verlassen können? Nein, mit Sicherheit nicht! Er hatte schon von Patienten gehört, die entlassen wurden, weil die Krankenkasse die Therapie nicht mehr bezahlen wollte. Ein nie endender Therapieaufenthalt war also nicht zu befürchten. Aber wie könnte er hier herauskommen?

Von ihm unbemerkt, wurden Werner, mit dem er so gern spazieren ging, und Silke, die Musikstudentin, aus der Therapie entlassen. Die Abende wurden lang – und langweilig.

Dann machte er die Begegnung mit einem Patienten, den er schon kannte. Ganz am Anfang seiner Therapie, also vor mehreren Monaten, war er mit ihm in einer Gruppe gewesen. Damals fiel dieser ihm auf, weil er immer so viel und so laut sprach. Er hieß Meinolf Hamann. Besonders genau konnte er sich nicht an ihn erinnern. Es war nur so ein Gefühl, er kenne ihn.

74

Inzwischen war er auch wieder einmal in ein anderes Zimmer umgezogen, in dem er mit einem Patienten lebte, der im Gegensatz zu Meinolf fast gar nichts erzählte. Dieser Mann besaß einen Radiowecker und verbrachte viel Zeit damit, diesen zu programmieren. Er vermutete, er sei Epileptiker.

Meinolf war dagegen äußerst kommunikativ und redete ununterbrochen. Sehr schnell hatte er so viel von ihm gehört, dass es unmöglich war, alles zu vergessen. So wusste er bald, dass Meinolf Industriekaufmann von Beruf war und beim Aussteigen aus einer Straßenbahn von einem PKW angefahren worden war. Leider war das aber noch nicht alles. Mit zwölf Jahren hatte er einen Gehirntumor gehabt, und deshalb verfügte er nicht mehr über seine volle Sehkraft und hatte einen eingeschränktes Sehfeld. Er konnte nicht richtig sehen, was rechts und neben ihm geschah. So etwas hatte er selbst noch nicht erlebt, und es machte ihm Mühe, es sich vorzustellen. Die gesamten Informationen, die er durch diesen Patienten bekam, konnte und wollte er sich nicht merken. Er habe auch eine blinde Schwester, erzählte ihm dieser Mann. War das nicht zu viel Schicksal für eine Familie? In dieser Klinik schien das Unglück eine Bombe abgeworfen und einen Volltreffer gelandet zu haben.

Dann wurde er durch seltsame Begegnungen beunruhigt. Er traf Patienten, die davon überzeugt waren, ihn zu kennen. Ihm selbst erschienen diese aber völlig unbekannt! Andererseits traf er Patienten, die er zu kennen glaubte, die ihn aber nicht zu kennen schienen.

Ein Verdacht kam in ihm auf, der diese Situationen erklären könnte: In dieser Klinik dachten wahrscheinlich alle, sie würden einander kennen. In Wirklichkeit kannte aber keiner den anderen. Bestimmt war das dort so normal ... Eigenartige, merkwürdige Situationen entwickelten sich ... Da gab es z. B. Ingrid, eine sympathische junge Frau, die nur langsam sprechen konnte und noch im Rollstuhl saß. An sie konnte er sich erinnern, da er eine Zeit lang mit ihr im Speisesaal an einem Tisch gesessen hatte. Jetzt saß er wieder mit ihr am gleichen Tisch im Speisesaal. Er kannte sie sehr gut und konnte sich auch noch an die lustige Zeit erinnern, als er mit ihr, Werner und Georg an einem Tisch saß. Nur hatte er so ein Gefühl, als würde sie selbst sich an diese Zeit nicht mehr erinnern können.

An diesem Tisch saß auch Herbert. Das war der riesige Typ, der mit einem Stahlrohr-Gestell Atempfeifgeräusche machend an ihm vorbeigeschoben war. Herbert war ein Gigant. Wenn er damals vom Tisch aufstand, dauerte es immer eine gewisse Zeit, bis er seine ganze Körperlänge ausgefahren hatte. Allerdings stand er noch sehr wacklig auf seinen Beinen.

Ingrids Stimme klang damals noch sehr leise und undeutlich. Obwohl Ingrid im Rollstuhl saß und Probleme mit dem Sprechen hatte, wirkte sie in ihrer ganzen Art zweifellos sehr sympathisch.

Herbert hatte einen Unfall mit dem Mofa gehabt, hatte dabei viel Gehirnflüssigkeit verloren und lange im Koma gelegen. Ganz überraschend hatte er es dann eines Tages geschafft und wurde aus der Klinik entlassen. Wie Herbert vom Tisch unsicher aufstand und Ingrid seine Hand zum Abschied reichte, vergaß er nicht. Herberts Zeigefinger zeigte dabei etwas nach oben. Er wurde nur vorübergehend eine Zeit lang beurlaubt. Einige Monate später sollte er ihn wiedersehen.

Aus seiner eigenen Entlassung aus der Klinik schien nichts zu werden. Diese war bei den Ärzten auch nie ein Thema gewesen. Seine Frau konnte aber erreichen, dass er über die Weihnachtszeit aus der Klinik beurlaubt wurde. So würde es eine Zeit lang nicht mehr diese traurigen Sonntagabende geben, an denen er von seiner Frau in die Klinik zurückgebracht werden musste. Dieses Zurückgelassenwerden in der Klinik war für ihn jedes Mal ein befremdlicher Abschied gewesen, bei dem sie ihn damals immer bis zum Klinikeingang begleite-te, um ihn dann zurückzulassen. In dem Moment, als er sie dann nicht mehr sehen konnte, hatte er immer noch sofort vergessen, dass sie bei ihm gewesen war und dass sie ein gemeinsames Wochenende hatten verbringen können. Erinne-rungen an gemeinsam Erlebtes gab es für ihn nicht.

An einem dieser Wochenenden erzählte sie ihm dann noch einmal, wie das damals gewesen war, als sie ihn bewusstlos im Badezimmer gefunden hatten. Auch das hatte sie ihm bereits mehrmals berichtet. Doch nun konnte er es sich end-lich merken.

Nachdem die Zahnarztpraxis, bei der er am Vormittag einen Termin wahrnehmen sollte, bei ihr im Büro angerufen hatte, war sie unruhig geworden. Natürlich versuchte sie, ihn zu Hause telefonisch zu erreichen, aber er meldete sich nicht. Also musste er beim Zahnarzt sein. Die Praxis hatte sich auch nicht mehr gemeldet. Sie hielt es bis zu ihrem Feierabend aus, fuhr dann aber ohne ihre kleine Tochter nach Hause, weil sie ein unruhiges Gefühl hatte. Sie wollte zunächst einmal allein nachsehen, wie es zu Hause aussah.

Mit jeder Treppenstufe, die sie ihrer Wohnung näher kam, wuchs in ihr die Befürchtung, es sei etwas passiert. Die Woh-nungstür hätte sie am liebsten gar nicht aufgeschlossen. Dann fand sie ihn im Badezimmer auf dem Boden liegend. Ohne eine Ahnung zu haben, was passiert sein könnte, rief sie den Krankenwagen. Dieser kam sehr schnell und brachte ihn ins Krankenhaus. Innerhalb kürzester Zeit erfuhren Freunde und Bekannte, dass mit ihm etwas passiert sei. Im Krankenhaus angekommen, wusste niemand, was mit ihm geschehen war und wie sie ihm helfen konnten. Ob er das schon öfter gehabt habe, wurde sie gefragt.

Es war seine Schwester, eine Krankenschwester, die, als sie von dem Vorfall erfuhr, vermutete, er habe eine Gehirnblu-tung. Sie wollte sofort wissen, ob schon eine Rückenmarkpunktion gemacht worden sei. Als sie hörte, dass dies bereits geschehen und Blut gefunden worden sei, rief sie eine Freundin im Krankenhaus an, die dort in der Dialyse arbeitete. Sie war es, die den Rettungshubschrauber aus Göttingen organisierte und dafür sorgte, dass ihn keiner anrührte. Der Hubschrauber kam sehr schnell und flog ihn ins Klinikum nach Göttingen. Seiner Frau und seiner Schwester wurde gesagt, sie sollten hinter dem Hubschrauber herfahren. Auf dieser Fahrt versuchten sie zu rekonstruieren, was geschehen sein könnte: Er hatte am Vormittag seinen Termin beim Zahnarzt, war aber dort nicht erschienen. Sollte das bedeuten, dass er den ganzen Tag im Badezimmer gelegen hatte? Seine Schwester wusste, dass dies viel zu lange gewesen wäre und eigentlich nicht sein konnte. Wo war er dann gewesen?

In der Uniklinik angekommen, war es für die beiden äußerst schwierig, ihn zu finden, doch es gelang ihnen schließlich mit viel Mühe. Als sie ihn fanden, lag er in einem Krankenhausbett in einer Warteschlange an achter Stelle. An diesem Tag warteten dort viele andere Notfälle.

Seine Schwester wusste, dass er keine Zeit hatte. Vor allem, wenn er wirklich schon den ganzen Tag im Badezimmer gelegen hatte. Unerwartet entspannte sich die Situation etwas. Sie wurde von einem Arzt angesprochen, der dort arbeitete und sie kannte. Was sie dort mache, wollte dieser wissen. Schnell wurde dem Arzt die Situation beschrieben, worauf dieser sagte, er wolle versuchen, etwas für ihn zu tun. So kam er etwas schneller in den OP-Saal, weil er der Einzige in dieser Warteschlange war, der eine Gehirnblutung hatte.

Dann vergingen für die beiden viele endlose Stunden, bis sie mit einem Arzt sprechen konnten, der eigentlich keine Zeit hatte, mit ihnen zu reden. Dieser Arzt nahm sich aber dennoch die Zeit und erklärte ihnen, dass er eine Gehirnblutung gehabt habe und was sie mit ihm gemacht hätten. Er erläuterte auch, dass es nicht sein könne, dass er den ganzen Tag im

Badezimmer gelegen habe. Eine Gehirnblutung, wie er sie habe, könne ein Mensch maximal eine Stunde überleben. Aber wo sollte er sonst gewesen sein?

Dann wurden ihnen Röntgenbilder gezeigt. Seine Schwester wusste, was diese bedeuteten, und verlor jede Hoffnung. Der Arzt sagte ihnen dann noch, dass von zehntausend Patienten vielleicht einer eine Gehirnblutung von solcher Intensität überleben könnte. Für ihn sei es aber besser, wenn er sterben würde, da er nach einem Erwachen schwerstbehindert wäre.

Selbst sein Hausarzt, der natürlich auch informiert wurde, sagte ihr, sie solle ihn lieber so in Erinnerung behalten wie sie ihn kannte.

Als Erste berichtete dann nach drei Wochen eine Nacht-schwester, sie habe gesehen, wie er einen Arm hob. Ihr glaubte aber niemand. Als er seine Augen aufschlug, war sie, seine Frau, bei ihm und sah, wie er seine Augen öffnete. Sie war in diesen drei Wochen jeden Tag bei ihm und wurde in dieser Zeit von Freunden und Familienangehörigen gefahren. Zu Hause, in ihrer Wohnung, hielt sie es nicht aus, und so wohnte sie die erste Zeit bei ihren Eltern.

Dann wurde er untersucht. Da sie keine Behinderungen feststellen konnten, wurde überlegt, wie es mit ihm weitergehen solle. Über die Frage Rehabilitation oder Pflegeheim dachten die Ärzte nach. Für eine Rehabilitation war er im Alter von 25 Jahren fast schon etwas zu alt, da Rehabilitationsplätze äußerst knapp waren. 1982 gab es erst wenige neurologische Rehabilitationskliniken.

Völlig unerwartet und überraschend konnten dann aber die Ärzte aus der Uniklinik Göttingen für ihn einen Rehabilitationsplatz in der Neurologischen Klinik in Hessisch Oldendorf organisieren. Sie war darauf gar nicht vorbereitet und musste noch schnell einige Sachen wie Jogginganzug und Turnschuhe besorgen. Mit einem Krankenwagen wurde er dann von Göttingen nach Hessisch Oldendorf an die Weser gefahren. Ihr fiel es sehr schwer, ihn dort in dieser Klinik mit den vielen Behinderten zurückzulassen. Aber das musste ja sein, und sie war froh, dass es diese Möglichkeit der Therapie für ihn gab.

Nur nach und nach konnte er diesen Bericht seiner Frau in seinem Gedächtnis behalten. Sie hatte ihm oft alle Geschehnisse erzählt.

Dann nahm sie ihn für längere Zeit über Weihnachten mit nach Hause.

Termine und Begegnungen

Eine Zeit begann, in der er in seiner kleinen Familie die komplexe Problematik des normalen Lebens erkennen musste. Zunächst stellte er fest, dass das Leben für ihn unmöglich geworden war, da es im Wesentlichen aus Daten und Fakten bestand, die er in seinem Gedächtnis speichern müsste. Vom Aufschlagen der Augen morgens im Bett bis zum Einschlafen am Abend hätte er sich wenigstens die wichtigen Inhalte des Tages merken müssen. Das konnte er aber nicht, da er alles, wirklich alles, sofort vergessen hatte. Allein schon eine Frage von ihr, seiner Frau, wie z. B. »Kannst du mir bitte meinen Haustürschlüssel wiedergeben, den ich dir gestern gegeben habe?« verdeutlichte ihm auf brutalste Weise, dass er nicht mehr lebensfähig war.

Dann hatte er zwei wichtige Termine. Den ersten bei seinem Hausarzt. Ohne Zeitgefühl Termine nicht platzen zu lassen, das war äußerst problematisch. Höchste Konzentration war aufzubringen, um im richtigen Moment die Arztpraxis betreten zu können. Das Warten im Wartezimmer wurde zur Qual. Er meinte, gehört zu haben, dass langes Warten bei diesem Arzt normal sein solle. Kraftlos und erschöpft durfte er schließlich ins Sprechzimmer gehen und sollte sich vor einem großen Schreibtisch schon einmal setzen, der Arzt würde gleich kommen.

Der kam dann auch, setzte sich nach einer kurzen Begrüßung an seinen Schreibtisch und schüttelte wortlos seinen Kopf. Dann sagte er: »Das gibt es doch gar nicht! Es geschehen also wirklich noch Zeichen und Wunder!«

Er wusste nicht, was der Arzt damit meinte, vermutete aber, es könne damit zusammenhängen, dass ja sein Tod erwartet worden war – und anderenfalls schlimmste Behinderungen. Irgendwie war ihm das jetzt peinlich. So etwas hatte er doch nie gewollt. Von ihm aus war sein Erwachen auch nicht unbedingt nötig gewesen und schien irgendwie nicht real zu sein.

Dann gab er seinem Arzt eine Liste mit seinen Medikamenten, die ihm von der Rehabilitationsklinik mitgegeben worden war. Der Arzt las alles, zog seine Augenbrauen hoch und stellte ein Rezept aus. Dann wollte er noch seinen Blutdruck messen. Der war ziemlich niedrig. Das sei aber besser als ein zu hoher, meinte er.

Als er mit dem ausgestellten Rezept später in einer Apotheke seine Medikamente holen wollte, zog nun auch der Apotheker seine Augenbrauen hoch und wollte zunächst einmal mit seinem Hausarzt telefonieren. Das Rezept sei so eigenartig, meinte er. Es seien fast nur Medikamente zur Erhöhung des Blutdrucks. Nach einem kurzen Telefonat wurden ihm seine Medikamente gegeben und er verließ die Apotheke.

Einige Tage später bekam er einen Termin in der Uniklinik Göttingen, wo eine Computertomographie von seinem Gehirn gemacht werden sollte.

Auf die Fahrt nach Göttingen freute er sich, nicht aber auf den Besuch in der Uniklinik. Allein, ohne seine Frau, wäre es für ihn nicht möglich gewesen, die Stelle in dem riesigen Gebäudekomplex zu finden, wo er sich melden sollte. Größere Gebäude erschienen ihm immer noch wie ein Labyrinth mit unzähligen Gängen – ohne Anhaltspunkte, an denen er sich hätte orientieren können. Schließlich saßen sie in einem großen Wartesaal und mussten warten, während ununterbrochen Patienten auf fahrbaren Bahren vorbeigeschoben wurden, an Geräte angeschlossen, die Pieptöne von sich gaben. Auch dort gab es Türen, die sich automatisch öffneten und wieder schlossen. Das dabei entstehende Geräusch kannte er.

Das Warten ohne Zeitgefühl war für ihn eine besondere Strapaze, da er keine Vorstellung besaß, wie lange er schon dort war. Waren es Minuten – oder vielleicht schon Stunden? Endlich wurde er abgeholt und zum Computertomographen gebracht. Nachdem die Aufnahmen von seinem Gehirn gemacht waren, hatte er nach einer weiteren Wartezeit noch ein Gespräch mit zwei Fachärzten. Diese saßen an einem Tisch, auf dem seine Krankenakte lag.

Nachdem sie sich dazugesetzt hatten, ergriff während des Gesprächs einer von den beiden Ärzten plötzlich seine rechte Hand und sagte: »Was ist das denn? Die Spastik, die Spastik ist ja völlig raus!« Dabei schlug der Arzt nacheinander mit seinen Fingern unter die Finger seiner rechten Hand, die ganz locker war. Als er das Wort »Spastik« hörte, veränderte sich seine Haut, und er erinnerte sich, dass er bei seiner Einlieferung damals in der Uniklinik halbseitig gelähmt gewesen und seine rechte Seite spastisch verkrampft gewesen sein sollte. Der Neuro-Chirurg wurde dann nachdenklich, während der andere seine psychische Verfassung ansprach. Er wirke depressiv und antriebsschwach, meinte dieser Arzt.

Daran wollte er ab jetzt besonders arbeiten, das nahm er sich sofort vor. Insgesamt waren die beiden Ärzte aber davon überzeugt, dass er sich erstaunlich gut erholt habe. Die Stelle in seinem Gehirn, an der die Blutung gewesen sein müsse, habe man damals bei seiner Einlieferung nicht finden können, obwohl eine Angiographie gemacht worden sei. Das Risiko einer erneuten Angiographie sei aber zu hoch, sodass sie darauf verzichten wollten, diese Untersuchung noch einmal vorzunehmen.

Nach dem Verlassen der Klinik fuhren sie noch in die City von Göttingen. Ziemlich schnell vergaß er die lange Zeit in der Uniklinik und versuchte sich dann daran zu erinnern, wo sie ihr Auto geparkt hatten. Er wusste es nicht mehr. Sie zeigte ihm dann eine Studentenkneipe, in der er damals, als er noch in Göttingen studiert habe, oft gewesen sei. Er konnte sich aber nicht daran erinnern, und auch alles andere blieb ihm fremd und schien nicht zu der Welt zu gehören, in der er jetzt lebte.

Einige Wochen in der Vorweihnachtszeit hatte seine Frau noch Resturlaub, da es in diesem Jahr keine Möglichkeit gegeben hatte, in Urlaub zu fahren. Zwischen Weihnachten und Neujahr wollte er endlich etwas ausprobieren, was ihn schon länger reizte: Fahrrad fahren.

Sein Renn-Sportrad mit Kettenschaltung war noch fast neu und wartete auf ihn in der Garage. Er begann damit, sich darauf zu setzen. Erste Gleichgewichtsübungen bei kurzen Fahrten vor der Garage folgten. Das gelang ihm erstaunlich gut. Danach fuhr er mit seinem Fahrrad auf den Weser-Radweg, und dann fuhr er längere Strecken. Dabei wunderte er sich darüber, dass er sich nie erinnern konnte, wo er soeben erst langgefahren war. Er wusste auch nie, wann er losgefahren war und wie lange er schon unterwegs war. Aber das störte ihn nicht. Er sah nur den Weg, der vor ihm lag, und fühlte sich frei. Er sollte im Koma gelegen haben? Er hatte im Rollstuhl gesessen?

Dann brach er zu einer längeren Fahrt auf. Bei klarem Wintersonnenschein und kalter, schneidender Luft. Die Tour, die er fuhr, enthielt längere leicht ansteigende Bergstrecken. Dabei spürte er seine schwache Kondition und freute sich, diese trainieren zu können.

Schnell war der Urlaub seiner Partnerin vorbei, und sie musste wieder ins Büro zur Arbeit. Konnte sie ihn überhaupt mit ihrer kleinen Tochter allein lassen? Eigentlich musste sie doch auf ihn mehr aufpassen als auf die Kleine. Gott sei Dank war ihr Büro jedoch nicht weit entfernt, und zum Mittagessen würde sie ja ohnehin wieder zu Hause sein. Zum Mittagessen. Das bedeutete für ihn, für sie etwas zu essen vorzubereiten! Würde er dazu überhaupt in der Lage sein?

Er begann mit einfachsten Zubereitungen: Bratkartoffeln, Nudeln, Bratwurst. Bald gab es auch Salat und Dessert. Für ihn war das Kochen unglaublich stressig, da die Gerichte immer gelingen mussten, die Ergebnisse schmeckbar waren und er viel Zeit durch Suchenmüssen verlor. Bald entdeckte er gerade beim Kochen eine besondere Chance zum Gedächtnistraining, da Kochen zeitabhängig ist. Wie lange waren die Nudeln jetzt schon im Wasser? Oder die Kartoffeln? Musste das Fleisch nicht vielleicht einen Moment garen? Hatte er schon Salz hinzugefügt? In welchem Topf hatte er schon Salz hinzugefügt? Wann? Diese Fragen sind normalerweise leicht zu beantworten. Für ihn waren sie das aber nicht, da er alles fast in demselben Moment, in dem er es machte, schon wieder vergessen hatte. Ihm fehlte immer genau das, was er soeben erlebt hatte. Ein Topf mit geschlossenem Deckel blieb für ihn ein Topf mit geschlossenem Deckel. Auch wenn er den Deckel schon mehrfach angehoben und in den Topf hineingeschaut hatte.

Und dann war da ja auch noch die kleine süße Tochter, die er keinen Augenblick aus seinen Augen verlieren durfte. War auch nicht so leicht möglich, weil sie immer in seiner Nähe herumkrabbelte und mit ihm spielen wollte. Aber wie sollte er so in Ruhe kochen? Oder die Wohnung aufräumen, Geschirr spülen, Betten machen und Staub saugen? Dazu tauchte die Ernsthaftigkeit des einfachen Lebens immer wenige Minuten nach zwölf Uhr auf, wenn seine Frau zum Mittagessen nach Hause kam und selbstverständlich etwas essen wollte. Er wusste damals noch nicht, dass ihn diese Problematik noch einige Jahre begleiten würde.

Und Mittagspausen? Die gab es auch nicht, denn auch wenn er etwas Zeit hatte und es ihm gelang, für einen Augenblick einzuschlafen, kam sein kleines Töchterchen, schob mit seinen kleinen Fingern seine Augenlider hoch und fragte: »Papa, schläfst du?«

Mit diesen schwierigen Aufgaben konfrontiert, reifte in ihm langsam die Überzeugung, dass es sich in der Rehabilitationsklinik eigentlich gar nicht so schlecht leben ließ. Wann sollte er dort zurück sein?

Nicht so schnell. Jetzt sollte erst noch eine Zeit lang das Leben trainiert werden. Und seine schwache Kondition. Diese ermöglichte es ihm, bis 20.00 Uhr wach zu bleiben. Dann kam die Tagesschau, und dabei schlief er gewöhnlich ein. Gelegentlich hatten sie Besuch von Freunden, die länger blieben. Für ihn zu lange. Es ärgerte ihn, wenn ihm zu später Stunde jemand auf die Schulter klopfte, »gute Nacht« sagte und ging.

Schließlich machte er sich Sorgen, wie sein Leben weitergehen solle. Er konnte sich immer noch nicht an den vorherigen Tag erinnern und hatte Mühe, den Wochentag oder das Tagesdatum zu sagen. Wie sollte so ein Weiterleben möglich sein? Tagsüber saß er immer noch lange nur so im Sessel und guckte in den Raum. So konnte er doch nicht leben? Aber er musste jetzt so leben!

Dabei fühlte er sich, als befände er sich auf einer einsamen Insel. Allein. Am Horizont sah er zwar Land, und es schien so, als seien dort Menschen zu erkennen, die sich sehr schnell bewegten. Auch seine Frau lebte dort. Aber er lebte auf dieser kleinen Insel. Würde er dieses Land, wo er auch schon einmal gelebt hatte, noch einmal erreichen können? Und seine Frau?

Er hatte keine Alternative, keine andere Chance. Doch wie sollte das möglich werden? Es war doch für ihn auch unmöglich, zu arbeiten und Geld zu verdienen. Dazu war er viel zu müde. Und ohne Gedächtnis. Wie wäre eine Veränderung möglich? Um leben zu können, müsste er doch Geld verdienen. Immer öfter beunruhigte ihn der Gedanke, es würde eines Tages zu einem Absturz kommen. Dennoch war er weiter sehr motiviert, zurück ins Leben zu gehen, und so nahm er Kontakt mit der Neurologischen Klinik auf und bekam auch einen Termin.

Beim Betreten des Klinikgeländes erschien ihm alles anders als in seiner Erinnerung. Er meinte jetzt auch alles viel genauer und deutlicher wahrnehmen zu können. Seine zweite Rehabilitationsphase begann mit einer Untersuchung bei einem Neurologen, den er in der Klinik bisher noch nicht gesehen hatte. »Guten Tag, mein Name ist Dr. Tänzer«, begrüßte ihn der Arzt beim Betreten des Sprechzimmers. Dann erklärte er ihm, er sei jetzt der Arzt, der für ihn zuständig sei, und wolle zunächst seine Krankenakte lesen. »Ich lese laut, dann behalte ich selbst etwas mehr und verstehe besser«, erläuterte er, beugte sich über seinen Schreibtisch und begann hörbar zu lesen. Nach wenigen Worten sagte er aber nur noch: »Au, au, au!«, schlug seine Hände über dem Kopf zusammen, drehte sich langsam auf seinem Stuhl zu ihm herum und meinte: »Sie waren ja schwer krank.«

»Na klar, deswegen bin ich ja hier«, antwortete er schnell.

Dann begann eine interessante Untersuchung. Wohlweislich war er bisher noch nicht von einem Nervenarzt untersucht worden. Dabei konnte Dr. Tänzer ihm so einiges zeigen, was noch nicht in Ordnung war. Schon allein sein Gleichgewichtssinn war noch sehr unterentwickelt. Die wenigen Schritte, die er eine gerade Linie entlanggehen sollte, wollten ihm nicht gelingen. Dann konnte er ihm zeigen, dass sein linker Arm langsamer als sein rechter war. Es waren aber noch viel mehr Funktionen, die bei ihm nicht normal arbeiteten. Schließlich hörte er noch mit dem Stethoskop seinen Kopf ab. Seine Reaktion ließ vermuten, dass dort alles in Ordnung sei, was er selbst sich nicht erklären konnte. Gerade sein Kopf war es doch, wo sein Problem lag. Deswegen war er doch in der Klinik?

Abschließend erarbeitete der Arzt mit ihm einen neuen Therapieplan. Überwiegend verordnete er ihm Gedächtnistraining, aber auch Massage, und fragte ihn schließlich: »Was halten Sie von Schwimmen? Vielleicht vor dem Frühstück?«

Das gefiel ihm. Also führte ihn sein Weg vor dem Frühstück ins Klinikschwimmbad. Ergotherapie hatte er nicht mehr. Zur Massage musste er nach dem Mittagessen.

Konzentrations- und Gedächtnisübungen hatte er in zwei Kursen, bei einer Therapeutin, die Lehrerin von Beruf war und Linda hieß, und bei einem Therapeuten. Dieser war Hauptmann bei der Bundeswehr gewesen und kehrte jetzt ins Berufsleben zurück. Die Therapie bei ihm fand in einer kleinen Gruppe mit so ungefähr drei bis vier Patienten statt.

Einer von den Patienten in dieser Gruppe war Kapitän von Beruf. Kapitän Storm war sein Name. Normalerweise fuhr er einen 100 m langen Frachter im Bereich französische Atlantikküste bis Skandinavien. Vor vielen Jahren habe er einen Autounfall gehabt, bei dem es seinen Kopf getroffen habe, meinte er gehört zu haben. Deshalb machte er von Zeit zu Zeit eine Kur in einer neurologischen Klinik.

Bei dem, was er zu erzählen hatte, war klar, dass er ein echter Seemann war. Meistens war es kurz, nachdem die zu erledigenden Aufgaben erklärt und verteilt waren und die zu Rehabilitierenden den Kugelschreiber gerade in die Hand genommen hatten, um zu schreiben. Dann begann der Kapitän mit den Worten: »Da lagen wir mal in ...« Sofort legten die anwesenden Patienten die Kugelschreiber wieder zurück und nahmen eine entspannte Sitzposition ein. Was der Kapitän berichtete, war einfach zu interessant, und natürlich hörte auch der Therapeut zu.

Eine von seinen Geschichten sollte unvergessen bleiben, die von St. Malot an der nordfranzösischen Kanalküste: Dort hatte sich ein Mann, kurz bevor er mit seinem Schiff auslaufen wollte, an Bord erschossen. Fast ein Krimi!

Doch zunächst schilderte der Kapitän die Hafeneinfahrt dieses Kanalhafens und erzählte, wie schwierig diese zu passieren sei und was ein Schiff wie sein Frachter am Tag koste. Er hatte damals gerade abgelegt, als der tote Mann an Bord gefunden wurde. Dummerweise war die französische Polizei informiert worden, sodass er wieder anlegen musste. Auslaufen konnte er dann erst einmal vergessen, da die Polizei unbedingt klären wollte, ob der Selbstmord vielleicht ein Mord war.

Diese Geschichte war spannend und erregend zugleich. Allerdings reichte die Zeit der Therapiestunde nicht aus, sodass der Kapitän seine fesselnde Erzählung unterbrechen musste. Ob dieser Fremde an Bord ermordet wurde oder Selbstmord begangen hatte, konnte während der Therapiestunde nicht mehr geklärt werden. Am Nachmittag, irgendwann zwischen Kaffee und Abendbrot, ging es dann mit dem aufregenden Bericht von Bord des Schiffes weiter.

Der Kapitän schlief in demselben Haus der Klinik, in dem auch er selbst untergebracht war und wo überwiegend Kurpatienten lagen. Dort, auf dem Flur, traf er den Kapitän an einem Tisch sitzend und aus dem Fenster schauend. In Gedanken befand sich dieser höchstwahrscheinlich schon wieder auf See, da sein Blick weit aus dem Fenster über den Horizont hinauszugehen schien. Er winkte ihm mit seiner Hand und deutete an, er solle sich zu ihm setzen. Sofort folgte er seiner Aufforderung und setzte sich zu ihm, und schnell waren sie wieder bei dem Thema mit dem Selbstmörder. Dann zog der Kapitän ein Bild aus der Tasche, warf es auf den Tisch und rief: »Da liegt er, der Blödmann.«

Auf dem Bild lag ein Mann gekrümmt auf einem Schiffsdeck. Vermutlich steif. Einen soeben real erschossenen Menschen sah er zum ersten Mal. Es sollte dann doch ein Selbstmord gewesen sein. Die Polizei konnte dies aufklären, da der Mann nur dort im Hafen an Bord hatte kommen können. Ein blinder Passagier, der auf andere Weise irgendwoher an Bord gekommen wäre, hätte es nicht sein können. Das war auch höchst unwahrscheinlich gewesen, da es bei ihm an Bord nie blinde Passagiere gegeben habe.

Leider wurde der Kapitän dann aus der Klinik entlassen. Einen Abschied gab es wieder einmal nicht. Oder doch?

Dann lernte er einige andere Patienten kennen, die nur für eine kurze Zeit mit ihm im Zimmer lagen, da es Kurpatienten waren wie der Kapitän. Einmal schlief bei ihm ein etwas älterer Herr, der behauptete, Musiker zu sein und ein Blasinstrument zu spielen. Da dieser Patient mit einer Lautstärke schnarchen konnte, bei der Schlaf nicht mehr möglich war, erschien ihm die Behauptung, er sei Blasinstrument-Musiker, durchaus glaubwürdig. Ein so lautes Schnarchen hatte er wirklich noch nie gehört, und es erschien ihm abnorm, dass dieser Schnarcher bei dem Krach nicht aufwachte.

Während dieser Zeit freute er sich schon nachts auf das Frühstück und auf das Schwimmen.

Glücklicherweise blieb der Schnarcher nur kurze Zeit in der Klinik und war sehr bald nicht mehr zu sehen.

Dann schlief nur eine Nacht bei ihm ein behinderter Mann, der nicht sprechen konnte. Ohne dass ihm etwas gesagt worden wäre, kam dieser Mann sehr spät zu ihm ins Zimmer, während er schon im Bett lag. Irgendwie sah dieser Mann unheimlich aus, was vielleicht an seinem hinkenden Gang lag. Aufgeregt gab er unverständliche Laute von sich, fuchtelte wild mit seinen Armen herum und legte sich dann ins Bett. Mit dieser Behinderung – nicht sprechen zu können – schien dieser Mann zu einem Albtraum zu gehören. Am anderen Morgen sah er ihn nicht mehr. Hatte er das vielleicht doch nur geträumt?

Morgens vor dem Frühstück zu schwimmen war angenehm, obwohl er das Klinikschwimmbecken nie für sich allein hatte. Unter den vielen Kurpatienten gab es auch noch einige Kriegsveteranen des Zweiten Weltkriegs, die recht alt wirkten, aber auch schwimmen wollten. Diese hatten sehr unterschiedliche Körperbehinderungen: Nicht alle von ihnen konnten ohne Schwimmhilfe schwimmen, und so stiegen einige von ihnen nur mit einem Schwimmreifen ins Becken. Nur einmal wurde er bei seinen ruhigen Schwimmzügen durchs Klinikbecken gestört, als einer von diesen Männern mit einem riesigen Reifen durchs Becken schwamm und ihm dabei Wasser ins Gesicht spritzte, als machte er das mit Absicht. Als er dann einmal wieder nah neben ihm Wasser spritzend vorbeischwamm, rief er zu ihm hinüber: »Pass auf, schwimm nicht zu wild, sonst kriegst du noch 'n Platten!«

Diese Bemerkung muss den Reifenmann ziemlich geärgert haben. Er begann, vor Erregung noch mehr Wasser zu spritzen, und rief böse Worte.

Natürlich waren die Patienten im Schwimmbecken nie sich selbst überlassen. Zwei medizinische Bademeister oder Bademeisterinnen standen immer am Beckenrand und beobachteten das muntere Treiben im Wasser. Nach dem Schwimmen ging es direkt an den gedeckten Frühstückstisch, und erst danach begann die Therapie. Massage hatte er nachmittags. Das Mittagessen wurde gewöhnlich nicht nur mit dem Verzehr eines Desserts beendet, sondern auch mit einer Lautsprecheransage, bei der die Patienten mit Namen aufgerufen wurden, die zur Visite sollten. Manchmal waren Patienten dabei, die laut »Ja, hier!« schrien, wenn sie ihren Namen hörten. Das war natürlich nicht nötig, da die Dame oder der Herr, die diese Lautsprecheransage sprachen, das gar nicht hören konnte.

Eines Tages wurde dann auch sein Name aufgerufen. Die recht lange Patientenschlange vor dem Sprechzimmer, dessen Tür gelegentlich geöffnet wurde, um einen Patienten hereinzulassen, hatte er nach einigen vergeblichen Versuchen schließlich gefunden.

Die Wartezeit erschien ihm unendlich. Doch dann wurde auch für ihn die Tür geöffnet. In diesem Sprechzimmer saßen einige Ärzte nebeneinander hinter einem großen Schreibtisch. Vermutlich waren es Neurologen und Psychiater. Er durfte sich auf einen Stuhl setzen, der vor diesem Schreibtisch stand. Wie er in der Therapie vorankommen würde, wollten sie wissen, und wie es ihm in der Zeit zu Hause ergangen sei.

Als er ihnen von seinen ersten Fahrradtouren berichtete, waren sie erstaunt. Er vermutete, sie würden ihm vielleicht nicht glauben, dass er Fahrrad gefahren sei. Dann fragte er sie, ob er wirklich immer noch die vielen Medikamente nehmen müsse. Daraufhin berieten sich die Fachleute kurz, und Dr. Gadiel teilte ihm dann mit, er solle zunächst nur noch eines der Medikamente dreimal täglich weiter einnehmen. Damit war er einverstanden.

Ob er schon mal gekrampft habe, wollten die Ärzte dann wissen. Er verstand sofort, dass sie damit einen epileptischen Anfall meinten. Diese Frage konnte er nur entschieden verneinen. Nach einigen anderen Fragen der Ärzte durfte er dann gehen.

Auf dem Weg zur Tür bat ihn Dr. Tänzer, der Arzt, der jetzt für ihn zuständig war, er solle am folgenden Tag nach der Therapie doch noch einmal bei ihm vorbeikommen. Er sagte zu, kommen zu wollen.

Ob er schon am nächsten Tag Dr. Tänzers Sprechzimmer finden konnte oder ob es noch ein paar Tage dauerte, bis es ihm gelang, das Arztzimmer zu finden, auf dem der Name dieses Therapeuten stand, wusste er nicht, als er schließlich dort war. Auch vor diesem Sprechzimmer musste er warten, bis ihn Dr. Tänzer hereinbat. Dieser untersuchte ihn kurz und sprach dann mit ihm über seine Probleme und die Therapie.

Das Gespräch wurde durch ein lautes Husten vor der Tür abrupt beendet. »Ach ja, da wartet ja noch ein Patient«, rief Dr. Tänzer aus, »den habe ich total vergessen!«

Schnell war der Frühling in diesem Jahr verflogen. Gab es Erinnerungen? Die Spaziergänge mit Walter und das Tischtennisspielen abends fehlten ihm, obwohl er sonst keine genauen Erinnerungen an diese Zeit hatte. Dafür kegelte er jetzt abends mit einigen Kurpatienten, und auch das half ihm, die langen Abende zu überbrücken.

Dann wurde es warm. Auch in diesem Jahr schien es wieder ein warmer Sommer mit viel Sonne zu werden, und so versuchte er, das Freibad in diesem kleinen Ort zu finden. Etwas zu suchen war für ihn immer noch äußerst schwierig, da er sich nicht merken konnte, wo er bereits gesucht hatte. Ungewollt musste er so mehrmals an denselben Stellen nachsehen, bis diese ihm endlich bekannt erschienen. Aber er hatte ja auch die Zeit dazu. Jetzt noch, als Patient in einer neurologischen Klinik.

Glücklicherweise war der Ort, zu dem die Klinik gehörte, nicht sehr groß, und so gelang es ihm schon bald, das Freibad zu finden. Die Temperaturen hatten inzwischen mediterranes Niveau erreicht. Da er mit seiner Nase auch jetzt noch sehr präzise riechen konnte, bemerkte er, wie sich mit den steigenden Temperaturen auch die Düfte veränderten. Sein Weg zum Freibad führte auch ein kurzes Wegstück durch Sträucher und Bäume. Wie diese ihren Geruch veränderten, war fantastisch.

In der Klinik hatte er wieder einmal ein anderes Zimmer bezogen, das weit außerhalb in einem externen Haus lag. Dort gab es Frühstück und Abendessen. Mittags ging er in dieser Zeit ins Klinikrestaurant. Das Zimmer, in dem er untergebracht war, bot genau zwei Betten genügend Platz. In einem davon lag er, in dem anderen ein Patient, der Lokführer von Beruf war. Bei südländischen Temperaturen erzählte dieser ihm dann eines Tages, dass er nicht nur Lokführer sei, sondern dass er auch nur so zum Spaß gern Zug fahren würde. Aus diesem Grund sei er einmal mit der transsibirischen Eisenbahn bis nach China gefahren. Sein Bericht über diese lange Zugfahrt war sehr spannend. Interessant sei für ihn gewesen, wie die Passagiere, die zustiegen, in den unterschiedlichen Regionen ihr Aussehen veränderten. Manchmal sei es auch unheimlich und gefährlich gewesen. Aus China zurückgekehrt sei er dann mit dem Flugzeug.

Traurig fügte der Lokführer dann hinzu, dass er wegen seines Unfalls und seines »Hirnschadens« leider nicht mehr Lok fahren dürfe.

Eines Tages wachte er mit fürchterlichen Zahnschmerzen auf. Zum ersten Mal nach der Zeit im Koma wurde er von diesem Leiden geplagt. Schnell konnte die Oberschwester der Klinik, Schwester Martha, für ihn einen Termin bei einem Zahnarzt in der Nähe der Klinik vereinbaren. Wo genau dieser Zahnarzt seine Praxis hatte, wurde ihm sorgfältig erklärt, und da er den Weg in den kleinen Ort inzwischen auch schon ungefähr kannte, war er sicher, diese Zahnarztpraxis finden zu können.

Das war dann aber doch nicht so einfach, wie er vermutet hatte. Seine Merkfähigkeit und seinen Orientierungssinn schien er überschätzt zu haben, und so musste er einige Wege mehrmals gehen und sich einige Häuser mehrfach ansehen, bis er auf einem Praxisschild den Namen des Arztes entdecken konnte, der auch auf dem kleinen Zettel stand, der ihm mitgegeben worden war.

Die Zahnarztpraxis lag in einem kleinen, dunklen, schmucklosen Haus. Ohne warten zu müssen, konnte er sofort auf dem Behandlungsstuhl Platz nehmen. Dieser Stuhl schien ein älteres Modell zu sein, mit einem unzeitgemäßen Design. Der Bohrer, direkt daneben, sah noch unzeitgemäßer aus. So einen Bohrer hatte er noch nie gesehen. Sofort fragte er sich, ob dieses Gerät wohl noch in Betrieb sei. Und überhaupt, wie sah es in diesem Behandlungszimmer eigentlich aus? Farbloses Licht ließ nur Altertümliches erkennen. Hatte er eine Zahnarzthelferin gesehen? Oder überhaupt irgendeinen Menschen? Nein. Er konnte sich nicht daran erinnern, jemanden wahrgenommen zu haben. Es war ruhig und leise – wie auf einer Beerdigung. Müsste er jetzt Angst bekommen?

Dann ging die Tür auf. Ein kleiner, leicht hinkender Mann in weißem Kittel betrat das Behandlungszimmer. Er musste wohl der Zahnarzt sein. Er selbst brauchte also keine Angst zu bekommen, denn eines war klar: Würde dieser kleine Arzt auch nur eine falsche Bewegung machen, vielleicht mit seinem Bohrer, wäre es für ihn ein Leichtes, diesen Zwerg zu fassen und ihm seinen Bohrer abzunehmen. Dennoch wollte er vorsichtig sein und alles genau beobachten.

Dann sollte er seinen Mund aufmachen. »Schmerzen?«, fragte der Zahnarzt. Er nickte mit geöffnetem Mund. »Das haben wir gleich«, sagte der Arzt und schlug mit seinem kleinen Spiegel an einige seiner Zähne. Dann traf er einen Zahn, der einen stechenden und zugleich lähmenden Schmerz auslöste. Kraftlos sank er im Behandlungsstuhl zusammen. Der zufriedene Gesichtsausdruck des Zahnarztes ließ vermuten, dass der kranke Zahn gefunden sei. Ihn selbst interessierte nur noch die Frage, ob er sich jetzt noch bei einer falschen Bewegung des Arztes wehren könnte. Jetzt, bei diesem lähmenden Schmerz, der durch den kranken und nun auch noch angeschlagenen Zahn ausgelöst wurde.

Dann nahm der Arzt seinen Bohrer in Betrieb und begann mit der Arbeit. Das entstehende Geräusch ließ ihn Qualen befürchten, da die Umdrehungsgeschwindigkeit dieser medizinischen Apparatur nicht sehr hoch war. Jetzt war es nicht nur der Schmerz am Zahn, durch das Bohren ausgelöst, sondern auch das Schütteln und die Vibration seines Kopfes, die ihm zusetzten. Er wollte nur noch überleben!

Zufrieden beendete der Fachmann seine Arbeit, und er durfte die Praxis zurück in Richtung Klinik verlassen. Mit Zahnschmerzen und brummendem Schädel ...

Schon kurz danach bekam er deshalb einen weiteren Termin bei einem Zahnarzt, zu dessen Praxis er mit einigen anderen Patienten in einem Kleinbus gefahren wurde. Danach verschwand sein Schmerz.

Zwischen Traum und Wirklichkeit

Das schöne Wetter in diesen Tagen gehörte zu einer Großwetterlage, die sich nicht von der Stelle bewegte, und so schien es schon fast zu seiner Therapie zu gehören, nachmittags ins Freibad zu gehen. Vom Abendessen meldete er sich dann immer ab. Abrupt, überraschend und völlig unerwartet hatte er dann eines Tages ein scheinbar zu einer ganz anderen Welt gehörendes Erlebnis im Freibad des kleinen Örtchens Hessisch Oldendorf, das er vielleicht nur geträumt hat ...

Entspannt kraulte er an diesem Tag durch den Pool des Bades des kleinen Ortes, als urplötzlich direkt vor ihm eine junge Frau auftauchte. Hübsches Gesicht, sympathische Ausstrahlung, makellose Zähne, die Sonnenstrahlen mit ihren Augen reflektierend. Konnte das wahr sein? Ja! Sie kannte ihn.

»Kommst du mit?«, fragte sie ihn.

Natürlich kam er mit! Während sie nahe vor ihm dahinschwamm, fragte er sich: »Woher kennt sie mich? Warum schwimme ich hinter ihr her?«

Schnell erreichten sie den Beckenrand und hatten eine kurze Konversation, bei der er nur ein Wort sagen musste: »Ja.« Sie fragte ihn, ob er mit zu ihr aufs Handtuch kommen würde, Meike sei auch dort. Ohne sich an das Gesicht erinnern zu können, das sich hinter dem Namen »Meike« verbarg, sagte er zu. Erst nachdem sie aus dem Wasser gestiegen war und neben ihm am Beckenrand stand, erkannte er Andrea. Er war sicher, sie schon einmal gesehen zu haben. Sie arbeitete in der Klinik. Aber würde er Meike kennen? Er musste Spannung verbergen.

Schnell waren sie bei ihrem Handtuch angekommen, und dann sah er Meike. Noch eine sympathische junge Frau lag im Bikini auf einem Badetuch. Natürlich kannte er Meike. Er kannte sie aus der Klinik. Er sagte »Hallo!« und setzte sich zu den beiden auf den Rasen. Obwohl es ihm nicht leicht fiel, sich mit seiner viel zu leisen Stimme bei den lauten Nebengeräuschen im Freibad verständlich zu machen, versuchte er sich mit den beiden, so gut es ging, zu unterhalten. Ihm fielen auch nicht viele Worte ein, weil sein Kopf immer noch ziemlich leer war. Sie fragten ihn, ob er noch Kontakt zu Werner habe, mit dem er oft spazieren gegangen sei. Für ihn selbst war es unerklärlich, woher sie wussten, dass er oft mit Werner unterwegs gewesen war.

Die Konstellation erschien ihm irgendwie vertraut. Sonnenschein, blauer Himmel, nette Mädchen in Badesachen und Zigarettenqualm auf grünem Rasen. So eine Situation hatte er schon mal erlebt. Da war er sich sicher.

»Möchtest du eine Zigarette?«, fragte ihn Meike mit einnehmender Frauenstimme.

»Theo raucht nicht, das weißt du doch«, antwortete Andrea für ihn. Woher wusste sie, dass er nicht rauchte? Woher kannte sie ihn?

Eine Unterhaltung oder ein Gespräch sollte sich nicht nur wegen seiner leisen Stimme schwierig gestalten. Was sollte er überhaupt erzählen? Sein Kopf war leer. Die beiden waren zu ihm aber äußerst freundlich, sodass er sich die Frage stellte, ob die beiden vielleicht auch nach Feierabend für die Rehabilitationsklinik arbeiteten. Dann erfuhr er von ihnen, dass es in der Klinik demnächst eine Patientenfete geben würde. Ob er auch kommen würde, fragten sie ihn.

Er wollte kommen, obwohl das bedeutete, dass er sich den Termin merken musste. War das für ihn überhaupt möglich? Nein. Er hätte nicht einmal die Chance gehabt, sich diesen Termin aufzuschreiben. Die Schallwellen, die diesen Termin enthielten, hätten seine Ohren nicht zu erreichen brauchen. Mit ihrem Verklingen war auch der Termin verschwunden.

Doch sorgte dieses Ereignis einer Patientenfete für große Aufregung auch bei den Patienten, und es wurde auch in der

Therapie gelegentlich davon gesprochen. So sollte es für ihn möglich werden, zur rechten Zeit am rechten Ort zu erscheinen. Der Ort war der große Raum der Ergotherapie. Große Lautsprecher waren aufgestellt, die echtes Diskofeeling aufkommen ließen. Auch Patienten in Rollstühlen waren dabei. Langsam füllte sich der Raum, und schließlich war es fast wie in einer Diskothek.

Er selbst fühlte sich wie auf dem Mond, in einer kalten und dunklen Umgebung. »Jetzt träume ich aber wirklich!«, dachte er.

Die ihn beunruhigenden Gefühle entsprangen nicht der Frage, ob er vielleicht tanzen könnte. Oder mit wem. Es war auch nicht die Musik. Ihn beunruhigte seine Zukunft. Wie sollte sein Leben weitergehen? Ohne die Fähigkeit, sich etwas merken zu können? Wäre das möglich?

Die Musik erreichte ihn nicht wirklich. Ihre Schallwellen lagen unter einem schwarzen Schleier – vom Vergessen gefangen.

Doch dann traf er Meike, und eine effektive Therapie begann. Tanzen. Konzentration, Gedächtnis und Gleichgewichtssinn wurden dabei gleichzeitig trainiert. Schon einmal in seinem Leben getanzt zu haben, erschien ihm sehr wahrscheinlich, obwohl er sich nicht daran erinnern konnte. Er kannte auch keine Tänze, sodass sie ihm einen leichten Tanzschritt zeigen musste. Glücklicherweise konnte sie sehr gut führen, und so ging der Abend schnell vorüber.

»Du riechst so gut«, schrie sie zu ihm hinüber.

Er versuchte, so laut es ging zurückzuschreien, dass es ein Duft von Matthias sei, dem Patienten mit dem schnellen Auto. Inzwischen hatte er sich von dieser Herrenserie auch das Duschgel besorgt.

Doch alles, was er an diesem Abend erlebte, schien nicht zur Realität zu gehören. Sein Gleichgewichtssinn schien ihm auch wieder einmal Schwerelosigkeit zu simulieren, und so fühlte er sich in diesem kalten, dunklen Raum wieder wie Armstrong damals bei der Mondlandung. Bewegte sich der Boden unter seinen Füßen? Sprang er mit ihr, Meike, in hohen Bögen über die Tanzfläche? Er war sich sicher, dass es nur ein kurzer Augenblick werden würde, den er sie an ihren Armen halten könnte. Wie zwei Fallschirmspringer, die versuchten, während des freien Falls sich für einen kurzen Atemzug an den Händen zu fassen, so würde er auch sie wieder loslassen müssen. Natürlich würde sie ohne Probleme auf den Boden zurückkommen. Aber er? Würde er die Erde mit ihrem festen Boden erreichen können? Ohne Bruchlandung? Wie sollte das möglich werden, ohne Gedächtnis und ohne Erinnerung? Ohne Zukunft, ohne Arbeit ...

Der Abend endete mit einem Gespräch. Dann war sie verschwunden, und auch diesmal konnte er sich nicht an einen Abschied erinnern.

Leben – mit der Frage: Wie würde es nach der Klinik mit ihm weitergehen? Welche Chancen würde er bekommen, zurück ins Leben zu gehen? War das überhaupt möglich? Ohne Gedächtnis? Ohne Erinnerung? Ohne den soeben erlebten Augenblick, der ihm jetzt schon so lange fehlte? Ohne den Glanz der Erinnerung in seinem Gehirn, der Leben möglich macht? Er wollte es ausprobieren. Also: »Mal sehen!«

Dann kam es völlig unvermutet zu einer äußerst interessanten Begegnung. Sein Vater musste wegen einer Bypass-Operation in die Uniklinik Göttingen. An einem Wochenende, das er wie gewohnt zu Hause bei seiner Familie verbringen konnte, besuchte er ihn selbstverständlich in der Uniklinik. Bei diesem Besuch machte ihm seine Frau den Vorschlag, einmal zu der Intensivstation zu gehen, auf der er gelegen habe. Der Weg zur Intensivstation war für sie leicht zu finden, und so standen sie sehr bald vor der Tür, hinter der sich der Raum verbarg, in dem er im Koma gelegen hatte.

Sie waren gerade angekommen, da öffnete sich die Tür zu diesem Raum. Ein Arzt kam heraus, der seine Frau zu kennen schien und sie fragte:»Ist er das?«

Als sie lächelte und »ja« sagte, war die Freude des Arztes nicht zu übersehen.

Dann fasste er ihn vorsichtig an seinen Arm, sagte »Kommen Sie bitte einmal mit!« und ging mit ihm auf die Intensivstation. Der Raum war voll mit Betten, in denen Menschen lagen, und Apparaten, die piepten. Es war aber nicht der Ort, wo er sich auf einem Tisch hatte liegen sehen.

»Kennt ihr den?«, rief der Arzt in den Raum. Einige der dort Arbeitenden schüttelten den Kopf und riefen:»Zu viele Haare.« Als der Arzt ihnen erklärte, wer er sei, war auch beim Personal auf der Intensivstation die Freude groß. In der kurzen Zeit, in der er an den Betten der Koma-Patienten vorbeiging, versuchte er so viel wie möglich zu sehen.

Als er bemerkte, wie sie mit den bewusstlosen Patienten sprachen, meinte er wieder diese unsichtbare Wand zu spüren, hinter der er selbst gelegen hatte. Hinter der er Menschen wahrnehmen konnte, ohne sie zu sehen. Damals war er wie in einem kleinen dunklen Kasten gefangen, aus dem er nicht herauskommen konnte. Dabei konnte er spüren, dass es Stimmen gab, die er kannte, und Stimmen, die fremd waren.

Eine Stimme konnte er in dieser Zeit sehr genau erkennen. Vermutlich war das die Stimme seiner Frau, die ununterbrochen zu ihm zu sprechen schien. Ihr Thema war »Aufwachen!«.

Am nächsten Montag in der Rehaklinik berichtete er seinem Arzt, Dr. Tänzer, von seinem Besuch auf der Intensivstation. Dr. Tänzer meinte dazu, dass seine Kollegen dort einen äußerst stressigen und deprimierenden Dienst hätten, und freute sich, dass er sie dort einmal besucht hatte.

In der Klinik gab es dann wieder einmal Veränderungen, von ihm fast nicht wahrgenommen. Im Speisesaal saß er jetzt an einem Tisch mit Patienten, die er wirklich nicht kannte und die ihm völlig fremd waren.

Ingrid, die junge Frau, die damals mit Werner und Georg und ihm an einem Tisch gegessen hatte, saß jetzt an einem anderen Tisch im Speisesaal. Wenn er ihr begegnete, hatte er den Eindruck, sie würde sich nicht an die Zeit mit Werner und Georg an dem anderen Tisch erinnern können, und sie schien auch ihn nicht mehr zu kennen. Wenn sie an ihm vorbeiging, schaute sie ihn an, als habe sie ihn noch nie gesehen. Er konnte sich aber noch ziemlich genau an sie erinnern und freute sich, dass sie inzwischen nicht mehr im Rollstuhl saß.

Leider musste sie in dieser Zeit eine eigenartige Qual erleiden. Jedes Mal, wenn Herbert, der auch eine Zeit lang mit Ingrid und ihm an einem Tisch gesessen hatte, nach dem Mittagessen von seinem Tisch aufstand, ging er mit wackligem Schritt zu Ingrid und erschreckte sie von hinten mit einem lauten Schrei, wobei Ingrid jedes Mal zu Tode erschrak. Ziemlich zermürbend, obwohl von Herbert sicher nicht böse gemeint.

Dazu kam, dass Ingrid auch noch nicht sicher gehen konnte. Nach dem Essen stand sie zwar vom Tisch auf und ging auch ein paar wacklige Schritte. Dann wurde sie jedoch unsicher, kreiste mit ihren Armen und wurde manchmal noch im letzten Augenblick, kurz bevor sie zu Boden ging, von jemandem, der herbeigeeilt kam, aufgefangen. Er hätte ihr gerne nach dem Essen seine Begleitung angeboten, obwohl er selbst auch noch nicht so richtig sicher gehen konnte. Aber das war dann wohl doch nicht nötig – oder doch?

Während einer der Visiten fragten ihn dann die Ärzte, ob das Medikament, das er noch einnahm, eine Wirkung zeige. Er verneinte diese Frage und sollte dann auch dieses Medikament nicht mehr einnehmen.

Ohne Vergangenheit – ohne Zukunft

Mit den Erfahrungen und Entwicklungen der letzten Wochen und Monate waren jetzt wichtige Schritte geschafft, die ihn seiner Entlassung aus dieser Klinik ein großes Stück näher gebracht hatten – dachte er, obwohl er nicht wusste, wie es zu Hause weitergehen sollte. Es waren die Wochen, in denen er seinen Klinikaufenthalt unterbrochen hatte, die ihn vermuten ließen, dass gerade der Stress und der Kampf mit den vielen Ablenkungen zu Hause ihn weiterbringen würden.

Dann erfuhr er von Linda, der Lehrerin, sie hätten bei einer Dienstbesprechung über seine Entlassung gesprochen und seien der Meinung, er könne die Klinik jetzt verlassen.

Sollte jetzt sein Leben beginnen? Er freute sich wie bei seiner Entlassung aus der Schule (an die er sich nicht erinnern konnte), obwohl er sich nicht vorstellen konnte, wie sein Leben zu Hause möglich werden könnte.

Seine letzten Tage in der Rehabilitation vergingen wie im Flug. Ob er vielleicht einmal zur Kur kommen würde, fragte ihn eine Masseurin. Das konnte er ihr nicht sagen.

Am Tag seiner Entlassung wollte er versuchen, sich von möglichst vielen zu verabschieden. Wie ihm das gelang, hat er später nie erfahren. Sie ließen ihn mit den sorgenvollen Fragen, wie seine Zukunft aussehen könnte, gehen. Er befürchtete, diese Zukunft gebe es gar nicht.

Das schien die eigentliche Veränderung in seinem Leben zu sein. Keine Zukunft. Ohne Gedächtnis hatte er jetzt nicht nur keine Vergangenheit, sondern auch, was noch viel schlimmer war, keine Zukunft. Oder sollte Zukunft ohne Gedächtnis doch möglich sein?

Er wusste nicht nur nicht, was am vorherigen Tag geschehen war – er wusste auch nie, wie der nächste Tag aussehen könnte! Es gab keine Vorstellung oder einen Gedanken in ihm, wie ein Tag organisiert werden könnte. Sein Kopf war leer. Vorausschauende Planung war ohne Gedächtnis ebenso wenig möglich wie zurückschauende Bewertung der letzten Vergangenheit. Dabei hätte er sich nicht nur über den nächsten Tag oder die nächsten Tage und Wochen Gedanken machen müssen.

Dann war da noch die Frage, wie es beruflich mit ihm weitergehen könnte – wenn auch nicht gleich sofort. Intuitiv war ihm bewusst: Wenn er irgendwann vielleicht noch einmal die Möglichkeit haben sollte zu arbeiten, wo auch immer, dann wäre dies nur mit Gedächtnisleistungen möglich. Die Erfahrung, dass sein Gedächtnis langsam kaum wahrnehmbar wieder zurückkam, hatte er zwar. Es war aber nicht möglich vorauszusagen, wie viele Jahre es dauern würde, bis es wieder einigermaßen normal arbeiten würde. Vielleicht nie?

Er wollte unbedingt probieren, seine Gedächtnisfähigkeiten zu steigern. Aus den Erfahrungen seines Klinikurlaubs wusste er, dass das erfolgreichste Training das ganz normale Leben war. Frühes Aufstehen war dabei besonders wichtig, und es war klar, dass er für das Frühstück verantwortlich werden würde, da seine Frau ja zur Arbeit musste.

Doch war das bereits eine Aufgabe, die ihn in seiner Situation, ohne Kurzzeitgedächtnis, gnadenlos überforderte. Seine Gedanken schienen an die Orte gebunden zu sein, an denen er sich aufhielt. Dachte er z. B. im Badezimmer noch »Ich gehe jetzt in die Küche, um Kaffee zu kochen«, schien dieser Gedanke beim Verlassen des Badezimmers dort zurückzubleiben. Schon im Flur hatte er ihn vergessen. In der Küche, die er auch nur ohne die geringste Ablenkung, vielleicht durch seine kleine Tochter, erreichen konnte, wusste er dann schon nicht mehr, warum er in die Küche gegangen war. Es waren die Nachfragen von ihr, seiner Frau, wie z. B »Ist der Kaffee fertig?«, die ihm in diesen Momenten weiterhalfen.

Für ihn ging der Stress dann damit weiter, den Kaffee zu finden oder die Kanne der Kaffeemaschine. Wie viele Löffel Kaffee brauchte er für eine Kanne Kaffee? Wie war der Tisch zu decken? Ohne Gedächtnis unlösbare Probleme! So konnte er doch unmöglich leben! Das war für ihn klar. Doch leider musste er so leben. Weiterleben. »Wie lange noch eigentlich?«, dachte er manchmal. Gott sei Dank wusste er nicht, dass diese normalen Lebenssituationen bei Weitem nicht mit den Strapazen zu vergleichen waren, die ihn einige Jahre später erwarten sollten.

Von den vielfältigen Arbeiten und Aufgaben, die er tagsüber zu erledigen hatte, war die bei Weitem anspruchsvollste seine kleine Tochter. Sie war immer in Bewegung und Aktion und wollte mit ihm spielen. Dabei wollte er nach erledigten Hausarbeiten sein Gedächtnis trainieren. Noch immer war er nicht in der Lage zu lesen, weil er das soeben Gelesene immer sofort vergaß. Eigentlich wollte er üben, Informationen im Kopf zu behalten, doch mit der Kleinen war dies nicht möglich. Sobald er sich zum Lesen gesetzt hatte, stand sie neben ihm. Wie sollte er unter diesen Bedingungen sein Gehirn trainieren können? Er konnte doch nicht warten, bis die Kleine erwachsen sein würde.

Dann begann er damit, der Kleinen etwas vorzulesen, obwohl er dazu eigentlich keine Zeit zu haben schien. Einige Kinderbücher hatte sie schon. Glücklicherweise war sie sehr interessiert und mühelos in der Lage, sich schnell die eine und andere Textpassage zu merken. Immer wenn er kurz vor eine Textstelle kam, die sie kannte, sprach sie diese laut vor.

Er selbst war nicht in der Lage, sich den Inhalt der Geschichten zu merken, die er ihr immer wieder vorgelesen hatte. So las er diese Geschichten immer wieder das erste Mal. Dabei entdeckte er dann, dass lautes Vorlesen eine sehr gute Übung für seine noch immer sehr leise und viel zu schwache Stimme war. Auf diese Weise konnte er die Kleine also beschäftigen und selbst Therapie machen. Leider konnte er nicht den ganzen Tag vorlesen.

Eine noch anspruchsvollere Übung wurde Memoryspielen mit der Kleinen. Während er sich die aufgedeckten Karten nicht merken konnte, schien die Kleine ein fotografisches Gedächtnis zu haben. Scheinbar mühelos konnte sie sich ihre aufgedeckten Karten merken und räumte kräftig ab.

Neben der gewöhnlichen Hausarbeit gab es für ihn nach wie vor die anspruchsvolle Tätigkeit des Kochens. Pünktlich einige Minuten nach zwölf Uhr kam seine Frau von der Arbeit nach Hause und wollte essen. Die Aufgabe, ein Mittagessen zu einer bestimmten Uhrzeit zu kochen, war mit seinem Gedächtnis eigentlich unlösbar. Er musste sich dafür ja nicht nur überlegen, was es zu essen geben könnte, sondern er musste die benötigten Zutaten auch einkaufen.

Einkaufen war in dieser Zeit für ihn so etwas wie eine Falle. Genauer gesagt waren die Supermärkte für ihn wie eine Falle. War er erst einmal dort, begann eine unendliche Suche nach den Dingen, die auf seinem Einkaufszettel standen. Suchen ist ohne Kurzzeitgedächtnis unmöglich. Er musste aber nicht nur suchen, sondern auch finden, wenn es etwas zu essen geben sollte. Und zu essen musste es etwas geben. Möglichst kurz nach zwölf Uhr.

Zwar konnte er spüren, dass es in einem Supermarkt ein System gab, nach dem die Waren sortiert waren. Dennoch musste er bei jedem Einkauf immer wieder von vorn mit der Suche nach den benötigten Zutaten beginnen. Immer wieder vergaß er, wo er etwas gefunden hatte, sodass ihm dieses Leben zu mühselig zu sein schien. Immer wieder stellte er sich die Frage, wie er in diese Situation gekommen sei. Was hatte er falsch gemacht? Wie viele Jahre würde es noch dauern, bis er wieder ein normales Gedächtnis hätte?

Ein Trost war für ihn, dass er von Beginn seiner Therapie an merken konnte, dass sein Gedächtnis ganz langsam immer besser wurde. Leider nur sehr, sehr langsam! Würde er es schaffen, irgendwann einmal wieder ganz normal leben zu können? Vielleicht sogar mit einer Arbeitsstelle, auf der er etwas Geld verdienen könnte? Arbeiten gehen zu können war für ihn ein Traum. Wie schön wäre es doch, dachte er oft, wenn er seiner kleinen Familie morgens sagen könnte »Tschüss, meine Lieben, ich muss jetzt zur Arbeit«! Wenn er mit diesen Worten morgens die Wohnung verlassen könnte und Staubsaugen, Bettenmachen und Kochen zurücklassen könnte. Dabei wäre es, dachte er, gar nicht so wichtig, welche Arbeit er hätte, oder wie viel Geld er verdienen würde. Wichtig wäre nur, dass es einen Ort gäbe, wo er morgens hingehen könnte. Oder fahren, um dort den Tag zu verbringen.

Allerdings befürchtete er, dass dies für ihn ein Traum bleiben würde. Wie sollte er in der Lage sein zu arbeiten – mit seinem Gedächtnis und mit seiner schwachen Konzentration? Außerdem war er immer sehr müde und schlief sehr viel, auch wenn die Kleine mit ihm spielen wollte. Diesen Helm, der immer noch seinen Kopf einzuhüllen schien und der ihn alles wie hinter einer Glasscheibe erleben ließ, konnte er noch nicht abnehmen. Wie lange würde er diesen Helm noch tragen müssen? Würde er sich mit seiner Frau am Ende nie wieder ohne diesen Helm unterhalten können? Nie wieder ein normales Gespräch führen können?

Dann saß er mit seiner kleinen Tochter einmal wieder in ihrem Zimmer auf dem Boden und überlegte, wie er sie beschäftigen könnte, um vielleicht doch einmal etwas lesen zu können, und hatte eine Idee. Er zeigte der Kleinen, wie sie mit ihren kleinen Püppchen und Männchen spielen konnte. Dass diese kleinen Figuren in der Lage waren, miteinander zu sprechen, und auch Geschichten und Abenteuer erleben konnten, war ihr schnell klar. Natürlich konnten sie auch Auto fahren und sogar fliegen. Das gefiel ihr. Fast hätte er vergessen, ihr das zu zeigen, dachte er und ärgerte sich ein wenig, dass er erst jetzt diese Idee hatte. Woher sollte sie auch wissen, wie Spielen funktioniert?

Ab jetzt verbrachte sie viel Zeit in ihrem Zimmer, und er konnte endlich versuchen, Bücher zu lesen und zu verstehen und sein Gedächtnis zu trainieren, indem er Sätze aus diesen Büchern versuchte auswendig zu lernen. Äußerst mühselig, da er nicht in der Lage war, sich auch nur einen Satz zu merken.

Nach einiger Zeit nahm der Druck auf ihn noch etwas zu, weil einige aus ihrem Bekannten- und Freundeskreis die Frage stellten, wann er denn arbeiten und Geld verdienen wolle. Vermutlich lag der Grund für diese Fragestellung darin, dass er äußerlich ziemlich normal wirkte. Obwohl seine Stimme immer noch viel zu leise und sein Gang noch wankend und schwankend war. Dazu hatte er auch immer noch das soeben Erlebte sofort wieder vergessen. Doch dass er schwerwiegende Gedächtnisprobleme hatte, sah niemand. Und dass es so etwas gab, konnte sich der normal strukturierte Mensch vermutlich auch gar nicht vorstellen.

Wie sollte er so Geld verdienen? Welche Firma hätte ihn eingestellt? Seine schwache Kondition und besonders seine Müdigkeit machten ihm große Sorgen. Wenn er weiter so müde wäre und bei jeder Gelegenheit einschliefe, würde er dann am Ende den ganzen Rest seines Lebens verschlafen? Er konnte sich nicht vorstellen, einmal wieder arbeiten und Geld verdienen zu können. Wie sollte sein Leben unter diesen Umständen weitergehen?

Die Langsamkeit schien an ihm zu haften wie eine klebrige Masse, die sehr schwer abzuwaschen war. Dennoch wollte er sie so gut wie möglich ablegen und sah dafür auch durchaus Chancen.

Er lebte mit einer Frau zusammen, die zur Arbeit ging und mitten im Leben stand. In welcher Welt sie lebte, konnte er sich nicht wirklich vorstellen.

Er lebte in seiner kleinen Welt zu Hause mit gewöhnlicher Hausarbeit. Die Wäsche brauchte er zum Glück nicht zu waschen, da sie das lieber selbst erledigen wollte. Vermutlich hätte er das auch nicht leisten können, da seine Kondition schon bei den von ihm zu erledigenden Aufgaben an ihre Grenze kam. Wenn er bloß nicht immer so müde gewesen wäre! Doch lähmte ihn nicht nur seine schwache Kondition, auch der Gedanke an seine und ihre Zukunft und die damit verbundene Angst verlangsamte seine Geschwindigkeit. Gab es überhaupt eine Zukunft? Wie lange könnte es so mit ihm und seiner Familie weitergehen? Ohne Gedächtnis? Ohne dass er Geld verdiente?

Seine Tage begannen immer noch ohne Erinnerung an den vorherigen Tag. Immer war da die Frage, was er machen solle. War seine Frau schon aus dem Bett gestiegen, fragte er sich, ob sie noch bei ihm sei. Wann er sie zuletzt gesehen hatte, das beschäftigte ihn oft sehr, da er sich nie daran erinnern konnte. Wenn das Bett neben ihm leer war, befürchtete er manchmal, sie sei gegangen. War sie dann zur Arbeit aufgebrochen, konnte er sich nie an einen Abschied erinnern, obwohl er mit ihr gefrühstückt hatte. Manchmal sann er darüber nach, was er machen könnte, wenn sie nicht mehr wiederkommen würde. Wie würde er sie finden können? Wo hätte er sie suchen sollen?

Er versuchte dann, seine täglichen Aufgaben jeden Tag in der gleichen Reihenfolge zu erledigen. Geschirr spülen, Betten machen, Staub saugen und Blumen gießen brauchten die meiste Zeit. Die Zimmerpflanzen wuchsen prächtig, was vielleicht daran lag, dass sie jeden Tag kontinuierlich ungefähr zur selben Zeit gegossen wurden.

Dann ließ er sich eines Tages dazu überreden, die Wohnung zu renovieren. Eigentlich eine für ihn unlösbare, viel zu anspruchsvolle Aufgabe, da dies unter anderem auch bedeutete,

108

Malersachen einzukaufen. Hatte er gerade die Wohnung verlassen, musste er meistens damit beginnen, den Zettel zu suchen, auf dem die zu besorgenden Dinge standen. War er gerade die Treppe mit seiner Kleinen heruntergestiegen, wusste er schon nicht mehr, ob die Wohnungstür verschlossen und der Küchenherd ausgeschaltet war. So kamen zu den notwendigen Wegen noch eine Menge anderer, eigentlich nicht notwendiger Wege dazu, die er auch nur mit seinem »Mondgang« erledigen konnte. Das bedeutete bei jedem Schritt äußerste Konzentration, mit dem Gefühl, jeden Augenblick abzuheben und zu fallen. Dazu kam noch, dass er natürlich immer seine kleine Tochter dabei haben musste.

Allein einen Zettel, auf dem die zu besorgenden Teile standen, anzufertigen war äußerst schwierig. Auch reichte ein einziger Weg in den Baumarkt nicht aus. Irgendetwas hatte er immer vergessen, und so musste er oft noch einmal zurück.

Die Malerarbeiten, mit denen er im Wohnzimmer begann, waren am anspruchsvollsten. Auf eine Leiter zu steigen kam ohne Gleichgewichtssinn einem Abenteuer gleich. Auf einer Leiter zu stehen und dabei mit den Händen über dem Kopf zu arbeiten, erforderte geradezu akrobatische Konzentration. Natürlich war das eigentlich gefährlich. Aber hätte er sagen sollen, er schaffe das nicht?

Dann war ja da noch die Kleine ... Sie war immer unterwegs – und oft verschwunden. Das in Plastikfolie eingehüllte Wohnzimmer schien ihr sehr zu gefallen. Leider war ihr aktueller Standort oft nur schwer auszumachen, besonders wenn sie plötzlich ganz ruhig war. Schnell entdeckte er, dass er, auch um nur eine Wand oder Decke zu streichen, ein Gedächtnis benötigte. Schon allein, um die Frage beantworten zu können, wo er bereits gestrichen hatte und wo noch nicht, weil er das nicht immer leicht sehen konnte. Oft fragte er sich, ob es überhaupt schaffen würde, seine Arbeiten zu Ende zu bringen. Mitten in seiner Arbeit stecken zu bleiben und aufgeben zu müssen, das war eine schreckliche Vorstellung! Würde das nicht auch bedeuten, er würde sein Leben nicht schaffen? Solche Gedanken kamen ihm gelegentlich in den Sinn. Die Musik, die er während dieser Renovierung hörte, passte zu seinem Lebensgefühl in dieser Zeit. Es war die LP »Avalon« von Roxy Music.

Den Abschluss seiner Arbeiten bildete der Flur. Ihn tapezierte er mit einer blau gemusterten Tapete und legte ihn mit einem blauen Teppichfußboden aus. Ob er jetzt andere Farben als vor seinem Koma bevorzugen würde, hätte er nicht sagen können. Er hatte ja keine Erinnerungen an diese Zeit. Der Flur passte jetzt aber mit seiner originellen Farbe in diese ganz andere, noch immer sehr fremd erscheinende Welt, in der er jetzt leben musste. Einen Weg zurück in die andere Welt vor seinem Koma schien es nicht zu geben. Von ihr lebte er getrennt, wie ein Astronaut, der sein Raumschiff ohne Sicherheitsleine verlassen hatte und völlig losgelöst durch das All flog. Ohne die Möglichkeit einer Rückkehr.

Für ihn gab es keinen Weg zurück. Hinter ihm schien ein unüberbrückbarer Graben zu liegen, der ihn von seinem Leben vor dem Koma trennte. Ein unbeschreibliches Gefühl begann ihn zu beunruhigen, das er jetzt immer deutlicher bemerkte. Er lebte in einem riesigen Raum ohne Anhaltspunkte, ohne Orientierung, ohne Vergangenheit. Wie sollte es so mit ihm weitergehen? Ohne die Fähigkeit, neue Erlebnisse und Erfahrungen in seinem Gedächtnis zu speichern? Ohne Erfahrungen, auf die er sein Leben hätte aufbauen können?

Gott sei Dank gab es da noch die Hochzeitsfotos, auf denen er sich eindeutig als Bräutigam erkennen konnte. Es war also eine Tatsache: Die Kleine hatte er geheiratet. Aber was hatte er mit ihr erlebt? Wann, in welcher Zeit, wurde ihre kleine Tochter geboren? Und es gab noch mehr Hochzeitsfotos ... Diese Fotos schienen in einer ganz anderen Welt gemacht worden zu sein. Würde er jemals dort hinfinden können?

Seine kleine Tochter lebte auch in einer anderen Welt. Die Kleine faszinierte ihn, und er konnte sie gar nicht lange genug beobachten. Er bemerkte, dass sie in einer ähnlichen Situation wie er selbst lebte, da sie genau wie er die Welt, in der sie beide lebten, noch entdecken musste. Auch sie beobachtete sehr genau, konnte aber im Gegensatz zu ihm alles sehr genau in ihrem Gedächtnis abspeichern. Ihre Welt schien sich von seiner in der Tat deutlich zu unterscheiden. Als sie einmal von einer Fliege geärgert wurde, rief sie:»Fliege, hallo, Fliege, hörst du mich?«

Sie schien auch andere Fähigkeiten als er zu besitzen. Einmal sah sie ihn mit beiden Augen an und sagte:»Guck mal, Papa, so gucke ich nach vorne.« Dann schloss sie beide Augen und fuhr fort:»Und so gucke ich nach hinten.«

Dann bemerkte er, dass auch er von ihr sehr genau beobachtet wurde, und befürchtete, dass sie seine Langsamkeit kopieren würde.

Eines Tages hatte er so ein Gefühl, als würde er damit beginnen, die Inhalte der Geschichten, die er der Kleinen immer wieder vorgelesen hatte, im Gedächtnis zu behalten. Auch die Kleine schien diese Geschichten inzwischen genau zu kennen, und so entschloss er sich, neue Kinderbücher zu kaufen.

Das Vorlesen trainierte auch nach wie vor seine viel zu leise Stimme, die er besonders beim Einkaufen brauchte. Beim Bäcker oder an einer Wursttheke hätte er eigentlich eine laute und deutliche Stimme benötigt. Diese hatte er aber nicht, und so konnte er sich nur mühsam bemerkbar machen. Ohne Stimme schien es ihn gar nicht zu geben. Ein noch größeres Problem an Einkaufstheken war, dass er sich nicht merken konnte, ob er bereits an der Reihe war und wer nach ihm gekommen war.

Der Gedanke, einige neue Kinderbücher zu kaufen, verließ natürlich auch immer wieder sein Gedächtnis, tauchte aber immer wieder auf wie ein Gegenstand, der schwerelos durch das All flog. Dann machte er sich eines Tages mit der Kleinen auf den Weg. Im Buggy schob er sie an einem sonnendurchfluteten Sommertag in ein Büchergeschäft und zeigte ihr einige Kinderbücher. Die Augen der Kleinen strahlten. Die Bücher schienen ihr zu gefallen, mit den bunten Bildern und den darauf abgebildeten Figuren. Diesen Tag mit ihr in dem Büchergeschäft konnte er nicht vergessen. Die Zeit schien diesmal stehen zu bleiben, der Augenblick blieb, ein wenig Glanz kehrte in sein Gedächtnis zurück – an diesem Tag mit seiner Kleinen in dieser Buchhandlung. Sie durfte sich einige Kinderbücher aussuchen. Den Gedanken oder die Sorge, ob er diese Bücher überhaupt bezahlen könnte, ließ er nicht zu, kaufte mehrere Exemplare und schob sie mit der Kleinen im Buggy nach Hause.

Jetzt hatten sie endlich neuen Lesestoff und konnten sich neue Geschichten merken. Natürlich gelang dies der Kleinen viel leichter als ihm. Wenn nicht nur immer die viele Zeit durch die ganze Sucherei nach so vielen Dingen verloren gegangen wäre! Auch das eine oder andere Buch musste er gelegentlich suchen. Wenn nur nicht der Raum, in dem er nun lebte, so riesig gewesen wäre! Wenn er sich wenigstens hätte merken können, wo er bereits gesucht hatte! Wenn es ihm wenigstens nicht so vorgekommen wäre, als schien sich alles, was er suchte, von allein fortzubewegen!

Schwerelos schien ihn alles zu umkreisen. Der Zufall entschied, was er greifen konnte und was nicht. So sollte er weiterleben können? Selbst die Situationen und Augenblicke, die er erlebte, schienen schwerelos zu sein. Auch sie tauchten gelegentlich in seinem Kopf ziemlich deutlich auf, um für unbestimmte Zeit weiterzuschweben. Dabei fühlte er sich wie eine Komikfigur von Sprechblasen umgeben, die nur leider ununterbrochen zerplatzten und für ihn ungreifbar waren.

So aussichtslos seine Situation auch in diesen Tagen zu sein schien, so zukunftslos sein Leben auch für andere erscheinen mochte – er war sicher, dass sein Leben eine Zukunft hätte! Und so schien ihm auch der Gedanke an ein zweites Kind durchaus realistisch! Er glaubte auch fest daran, eines Tages wieder Geld zu verdienen, und so gab es für ihn keinen Grund, noch länger auf ein zweites Kind zu warten. Ihre Tochter war bereits drei Jahre alt.

Die Entscheidung für ein zweites Kind fällten sie gemeinsam, und es verging nicht viel Zeit, und sie war schwanger. Neue diverse Probleme waren geboren, da ihre Wohnung mit zwei Kindern zu klein war. Und da stand dann noch die Frage im Raum, ob die Belastung für die kleine Frau mit einem behinderten Mann, einer dreijährigen Tochter und einem Baby nicht zu hoch sei. Diese Frage wurde, wenn überhaupt, allerdings nur von anderen gestellt.

Jetzt, zwei Jahre nach dem Koma, war er selbst auch noch wie ein Kind. Ohne Erfahrungen und ohne Vergangenheit. Wie ein kleines Kind musste er eine Vielzahl von Versuchen immer wieder erneut machen. Leider konnte er sich die Ergebnisse dieser Versuche nicht merken, und so machte er selbst die peinlichsten Fehler immer und immer wieder.

Er hatte, obwohl er nur einen Bruchteil beobachten konnte, keinen Zweifel, dass seine Frau in einer äußerst problematischen Situation lebte. Wäre sie eines Morgens für immer gegangen, er hätte dafür Verständnis gehabt. Doch das wollte er auf keinen Fall erleben, und so gab er sich die größte Mühe, nicht zu viele Fehler zu machen.

Anders als ein Kind, das gewöhnlich ein gutes Gedächtnis hat, musste er seine Umgebung immer wieder neu entdecken. Erfahrungen, so wichtig sie auch zu sein schienen, vergaß er leider sofort. Wie auf einem Laufband oder in einem Laufrad war er immer in Bewegung. Immer wieder brauchte er viel Zeit zum Suchen oder Sitzen und In-den-Raum-Gucken. Er selbst hatte das Gefühl, ohne Pausen unterbrochen in Bewegung zu sein. Die Zeit schien zu rasen. Nie hatte er etwas erlebt, immer hatte er alles sofort vergessen. Erst Jahre später hatte er Erinnerungen aus dieser Zeit, die ihm bestätigten: Er hatte gelebt.

Die Wohnungssuche erledigte sich von selbst. Die Eltern des Prokuristen der Firma, in der sie arbeitete, wohnten gemeinsam in einer Eigentumswohnung. Sie verstarben beide in hohem Alter, und so wurde sie, seine Frau, von ihrem Vorgesetzten gefragt, ob sie sich vorstellen könne, diese Eigentumswohnung für ihre sich gerade vergrößernde Familie zu mieten.

Dann ging alles ganz schnell. Als sie die Wohnung das erste Mal sahen, konnten sie eigentlich kaum glauben, diese Wohnung mit den großen Zimmern und großen Fenstern zu mieten. Es war eine helle Wohnung mit Fußbodenheizung und Balkon, im ersten Stock, mit Dusche und Badewanne.

In dieser Zeit, als sie mit den Vorbereitungen für den Umzug begannen, erhielt er einen unerwarteten Anruf. Nachdem er den Telefonhörer abgehoben und sich gemeldet hatte, dauerte es einige Augenblicke, bis er den Anrufer erkannte. Es war Christian, den er in der Rehabilitation in der Neurologischen Klinik kennen gelernt hatte. Es war der mit dem schnellen Auto.

Wieder im Job, rief er ihn aus seinem Büro an. Er schien eine stressige Tätigkeit auszuüben, da er während des Gesprächs mehrfach unterbrochen wurde und er ihn warten lassen musste. Er vermutete, dass Christian auf zwei Leitungen telefonierte, mit einem Telefon, mit dem man damals makeln konnte. »Ich arbeite jetzt zu Hause!«, antwortete er Christian, nachdem dieser ihm erzählt hatte, wer würde jetzt im Elektronikbusiness arbeiten. Kurz danach bekam er von ihm auch Post, in der Christian schrieb, die Orte, wo er jetzt arbeite, seien unter anderem London, Paris und Brüssel.

Familiäre Entwicklungen

Eines Morgens beim Staubsaugen fasste er den Entschluss, sich eine Arbeitsstelle zu suchen. So unrealistisch diese Perspektive auch zunächst erschien, für ihn stand plötzlich fest, dass er nicht den ganzen Rest seines Lebens mit Staubsaugen, Kochen und Blumengießen verbringen wollte! Zwar hatte er keine Vorstellung, wie diese Arbeitsstelle aussehen oder bei welcher Firma er diese finden könnte, aber er wollte dennoch versuchen, eine Arbeit zu finden, und war sicher, dies sei realisierbar.

Bei der Arbeitssuche wollte er auf den Beruf zurückgreifen, den er vor dem Abitur erlernt hatte. Inzwischen erinnerte er sich daran, dass er eine Berufsausbildung hatte. Allerdings gab es da ein großes Problem. Er war Fernmeldehandwerker von Beruf und hatte diesen Mitte der siebziger Jahre bei einem Fernmeldeamt der Deutschen Bundespost erlernt. Nun hatte sich aber die Technik gerade in der Zeit, nachdem er die Gehirnblutung hatte, rasant verändert. Die Technik, die während seiner Ausbildung noch Zukunftsmusik war, wurde bereits angewandt, und er befürchtete, entscheidende Entwicklungen verschlafen zu haben. Auch die Computertechnologie schien sich enorm entwickelt zu haben, und so befürchtete er, abgehängt worden zu sein. Abgehängt wie ein Waggon von einem Zug, der mit rasender Geschwindigkeit weiterfuhr. Ohne ihn.

Von der modernen Technik hatte er keine Ahnung, musste aber bei der Arbeitssuche auf seinen zum Teil sehr technischen Beruf zurückgreifen, der sich enorm verändert hatte. Als Problem kam hinzu, dass er nicht fähig war, etwas Neues zu lernen. Und dann war da auch noch die Ungewissheit, ob er physisch in der Lage sein würde, einen ganzen Tag lang zu arbeiten. Mittags schlief er meistens eine Weile. Aber er wollte es auf einen Versuch ankommen lassen ...

Doch zunächst stand der Umzug in die neue Wohnung an. Wie dieser organisiert werden könnte, erschien ihm wie ein unlösbares Rätsel. Er hatte dann auch nicht viel damit zu tun, da die Planung und Durchführung von seiner Frau erledigt wurden.

Von ihr hatte er zunächst nur den Auftrag, vor dem Umzug schon mal die Küche einzubauen, da sie dann während des Umzugs die Möglichkeit hätten, Kaffee und etwas Warmes zu kochen. Das wollte er probieren, und so hatte er einen weiteren wichtigen Termin nach dem Koma: den Umzugstermin, der auch schon bald feststand. Leider konnte er sich diesen nicht merken.

Küchenaufbau ohne Gedächtnis ist Arbeiten im Schneckentempo mit sich ständig wiederholenden Tätigkeiten. Sie wiederholten sich, da sie vergessen wurden. Er hatte auch immer noch seinen »Mondgang«, seine viel zu leise Stimme und ein viel zu schwaches Gedächtnis. Eine Planung der zu erledigenden Arbeiten war unmöglich.

Besonders beunruhigte ihn, dass er oft, bevor er mit dem Auto losfuhr, um Material oder Werkzeug zu holen, sich kurz, nachdem er in das Auto eingestiegen war, schon fragte: »Was mache ich hier eigentlich? Wohin fahre ich?« Ohne eine Spur von Erinnerung daran, woher er gerade kam und wohin es gehen sollte.

In diesen Situationen fuhr er dann immer erst einmal in Richtung Baumarkt, da er sich zumindest daran, dass er eine Küche aufbauen wollte, erinnern konnte. Die Situation, aus dem Haus zu gehen oder im Auto zu sitzen, ohne zu wissen, warum, war ihm vertraut. Meistens wurde die Situation schnell klar. Selten musste er die Fahrt abbrechen und zurückfahren, bis ihm wieder einfiel, was er machen wollte. In einem

Baumarkt nach Schrauben, Dübeln oder Werkzeug zu suchen erforderte äußerste Ausdauer. Woran er sich noch erinnern kann, ist, dass in dieser Zeit im Baumarkt oft Herbert Grönemeyers Lied »Männer« gespielt wurde.

Es gelang ihm irgendwie, die Küche in der alten Wohnung abzubauen und in der neuen aufzustellen. Ohne Gleichgewichtssinn und mit Gedächtnisproblemen. Das Tragen der Teile die Treppe herunter und wieder herauf im Mondgang erschien ihm wie Drahtseilakrobatik. Gott sei Dank lag die neue Wohnung im ersten Stockwerk und nicht im dritten, wie die vorige.

Der Umzug verlief genau so, wie seine Frau ihn geplant hatte. Die Firma, in der sie arbeitete, stellte ihr einen LKW mit Fahrer zur Verfügung, der auch pünktlich erschien.

Natürlich musste er selbst beim Tragen der Möbel mithelfen. Als er die schweren Teile über die Treppenstufen transportierte, musste er unwillkürlich an seine ersten Gehversuche nach dem Koma denken. Dass mit seinem Mondgang das Schleppen schwerer Möbelstücke möglich sein würde, hätte er damals nicht gedacht.

Nach dem Umzug in die neue Wohnung und dem Stress, der für ihn damit verbunden war, entwickelte er ein anderes Lebensgefühl. Sein Entschluss, sich eine Arbeitsstelle zu suchen, reifte weiter heran.

Doch vorher sollte es noch eine Veränderung geben, die ebenfalls eine gewisse Konzentration erforderte: Seine kleine Tochter kam in den Kindergarten. Die Kleine musste bis neun Uhr von ihm zu Fuß dorthin gebracht werden, da seine Frau das Auto benötigte. Besonders das Haarekämmen der Kleinen war mühselig und zermürbend, da es in ihren Haaren so viele kleine Knoten gab, die höchst schwierig herauszukämmen waren. Erschwerend kam noch hinzu, dass sie eigentlich gar nicht in den Kindergarten wollte, was lange Überredungsgespräche erforderte. Dennoch schafften sie es jeden Tag, noch kurz vor dem Moment im Kindergarten einzutreffen, als die Tür abgeschlossen wurde und es nur noch die Möglichkeit gab, durch einen Hintereingang hineinzugelangen.

Die Zeit, die die Kleine jetzt morgens im Kindergarten verbrachte, machte es ihm etwas einfacher, zu kochen und die Wohnung aufzuräumen. Die Zutaten, die er für das Mittagessen benötigte, besorgte er meistens auf dem Rückweg vom Kindergarten, und manchmal war die Wohnung so schnell aufgeräumt, dass er etwas Zeit für sein Gedächtnistraining hatte. Er versuchte dabei, Texte, die nur aus wenigen Sätzen bestanden, auswendig zu lernen. Immerhin schaffte er es, einige Sätze nacheinander zu rezitieren – natürlich laut, wegen seiner Stimme.

Eines Tages machte er die unvermutete Beobachtung, dass er von ungewöhnlich vielen Frauen gegrüßt wurde, die er nicht kannte. Zunächst konnte er sich das nicht erklären, bis ihm auffiel, dass diese Frauen meistens kleine Kinder dabeihatten. Schließlich vermutete er, dass sie ihn vielleicht aus dem Kindergarten kennen würden, obwohl er sich nicht daran erinnern konnte, wen oder was er im Kindergarten gesehen hatte. Doch schließlich war er sicher, dass dies der Grund sein musste, und er traf dann einige von ihnen tatsächlich im Kindergarten.

Beim Grüßen der Frauen bemerkte er schließlich, dass er sich nicht merken konnte, wen er an einem Tag bereits getroffen und gegrüßt hatte. Es konnte deshalb seiner Meinung nach nur so sein, dass er einige von ihnen am Tag mehrmals wie bei der ersten Begegnung grüßen würde, da für ihn jede Begegnung die erste war. Sollte das peinlich sein? Die Frauen grüßten ihn jedenfalls immer freundlich zurück.

Dass er sich nicht merken konnte, wem er bereits »guten Tag« gesagt hatte, machte ihm besonders bei Treffen mit vielen Personen zu schaffen. Es konnte nur so sein, dass er einigen mehrmals die Hand gab.

Bei irgendeiner Feier mit vielen Personen kam es einmal wieder zu einer interessanten Begegnung. Eine Freundin, die ihn und seine Frau eingeladen hatte, stand plötzlich mit einem ihm unbekannten Mann neben ihm und bat darum, er solle diesem Herrn einmal von seiner Gehirnblutung erzählen, da dieser etwas davon verstehe.

Locker begann er zu berichten und sagte ihm auch, er habe drei Wochen im Koma gelegen. Fragend und misstrauisch sah dieser Mann ihn an und fragte dann, wie das gewesen sei, als er aus dem Koma erwachte.

Als er davon sprach, er habe alles doppelt gesehen, weil seine Augen verstellt waren, entgegnete dieser Mann sehr erstaunt: »Das gibt es doch gar nicht, dann fühlen Sie sich ja jetzt wie neu geboren!« Dann berichtete er von seiner Arbeit als Chirurg in einer Klinik, in der Patienten mit Hirnblutungen behandelt wurden. Er selbst habe auch schon Operationen, wie bei ihm gemacht, durchgeführt. Dann begann er ihm den Bohrer zu erklären, mit dem das Loch in seinen Schädel gebohrt worden war. Das Problem beim Bohren sei, dass nicht zu tief gebohrt werden dürfe, um das Gehirn nicht zu verletzen.

Das konnte er nachvollziehen. Auch dieser Arzt war der Meinung, er habe sich erstaunlich gut erholt. Wie alles andere in seiner Umgebung war dieser Arzt dann schnell verschwunden.

An die freien Vormittage hatte er sich fast schon gewöhnt, doch dann rückte die Entbindung der zweiten Tochter immer näher. Dass auch das zweite Kind ein Mädchen werden würde, wussten sie schon lange. Da er bei den Vorsorgeuntersuchungen dabei war, hatte er es auch schon längst auf dem Ultraschall-Bildschirm gesehen.

Sie hatten natürlich jetzt neue Nachbarn in der Umgebung ihrer neuen Wohnung. Gegenüber wohnte ein Arzt: Dr. Randolf mit seiner Familie. Er hatte eine Frau aus Südamerika und einige sehr lebendige Kinder. Seine Frau war auch schwanger und brachte ihr Kind kurz vor der Geburt seiner zweiten Tochter zur Welt. Es war auch ein Mädchen. Als er die Mutter einmal mit ihrem Kinderwagen auf der Straße vor dem Haus traf, fragte er sie, ob er einmal in den Wagen schauen dürfe. Vermutlich kam er gerade vom Kindergarten zurück. Die Kleine, die da im Kinderwagen lag, sah wirklich sehr süß aus und hatte schwarze Haare. Später sollte er sie noch kennen lernen. Ihr Name wurde der am meisten gerufene in ihrer Straße.

Ein anderer Nachbar war Herr Humboldt. Er wohnte neben Dr. Randolf und hatte vier Söhne. Mit ihm konnte er sich über alles Mögliche unterhalten. Dann erzählte dieser ihm eines Tages, dass er auch einmal eine kleine Tochter gehabt habe. Sie sei aber im Alter von sechs Jahren, kurz vor ihrer Einschulung, beim Spielen aus dem Fenster im ersten Stockwerk ihres damaligen Hauses gefallen. Mit Tränen in den Augen berichtete er, dass sich ihre Nasenflügel noch bewegt hätten, als er sie danach in seinen Armen hielt. Ihr habe aber niemand mehr helfen können.

Bei seiner Frau setzten dann immer häufiger die Wehen ein, sodass sie eines frühen Morgens ins Krankenhaus fahren mussten. Im Kreißsaal des Krankenhauses angekommen, tauchte kurz nach ihnen ihr Nachbar Dr. Randolf auf. »Ach, Sie sind es«, rief er aus, »wir hätten doch zusammen fahren können!«

Die Geburt gestaltete sich äußerst schwierig, und es dauerte sehr lange, bis die Kleine auf der Welt war. Hinterhauptslage. Da sie wegen Sauerstoffmangel in der letzten Geburtsphase eine blaue Hautfarbe bekam, gab ihm Dr. Randolf die Maske eines Sauerstoffgerätes in die Hand und sagte, er solle sie der Kleinen über die Nase halten. Die blaue Hautfarbe verschwand dadurch von oben nach unten wie bei einer Zeichen-trickfilm-Figur.

Die kleine Neugeborene versuchte, ihre großen, weit aufge-rissenen Augen in seine Richtung zu lenken. Sie waren ver-stellt wie Autoscheinwerfer, von denen der eine den linken Straßengraben ausleuchtete und der andere die Radfahrer links auf dem Radweg blendete.

In der Zeit, als seine Frau im Krankenhaus lag, wusch er auch die Wäsche, was seiner Meinung nach gar nicht so schwierig war. Doch wollte sie das dann, als sie zu Hause war, wieder selber erledigen.

Die Wochen des Mutterschutzes waren schnell vorüber, und sie musste wieder zur Arbeit und ihn mit der kleinen Neugeborenen und der »Großen« allein lassen. Babywickeln und Fläschchengeben hatte er schnell im Griff. Es dauerte nur ein bisschen. Wie bei der ersten Tochter hatte sie kurz nach Wiederaufnahme ihrer Arbeit keine Muttermilch mehr.

Das neue Familienmitglied brachte ihm von Anfang an großes Vertrauen entgegen und lenkte seine großen Augen meist in seine Richtung. Die Gedächtnisprobleme ihres Vaters sollte die Kleine erst Jahre später bemerken. Ein großes Pro-blem war eigentlich nur, dass die Große in den Kindergarten gebracht werden musste. Gewaschen, gekämmt und angezo-gen. Zusammen mit dem Baby, das lautstark seine Wünsche äußern konnte, ergab dies für ihn ein schwieriges Koordina-tionsproblem. Das Baby brauchte eine saubere Windel, ein Fläschchen Babynahrung und musste auch angezogen werden.

Intuitiv war ihm bewusst, dass es eine Reihenfolge oder einen Plan geben müsste, nach dem sich die zu erledigenden Aufgaben schneller erledigen ließen. Aber leider waren Pla-nung und Koordination für ihn noch unmöglich, und es gab immer noch viele Leerlaufphasen. Den Kindergartentermin bis spätestens neun Uhr wollte er allerdings immer einhalten, und das schaffte er auch fast immer.

Hatte er die Große dort abgeliefert, begannen die Vorbereitungen für das Mittagessen. Jeden Morgen fragte er sich, warum er sich nicht schon vorher überlegt habe, was er kochen könnte. Das Problem des Mittagessenkochens tauchte immer morgens, nachdem er vom Kindergarten zurückkam, auf. Immer mit derselben Frage, was er kochen könnte. Da es in seinem Kopf keine Erinnerungen gab, auch nicht an irgendwelche Rezepte, die er schon einmal gekocht hatte, stand er immer wieder vor diesem Problem – wie beim ersten Mal.

Er wusste auch nie, was er am Vortag gekocht hatte. Erschwerend kam noch hinzu, dass er keine Erfahrungen beim Kochen machen konnte. Wenn ihm mal etwas besonders gut gelang, konnte er dieses Gericht nie ein zweites Mal genauso kochen. »Vielleicht ist das ja normal«, dachte er gelegentlich. Dennoch hätte er sich zu gern seine Fehler, die er beim Kochen gemacht hatte, gemerkt – oder irgendwelche Grundrezepte.

Eines Tages begann er, Prospekte und kleine Hefte mit Rezepten zu sammeln, die beim Fleischer auslagen. Dann gab es natürlich auch die Kochbücher von ihr, seiner Frau. Darunter war auch ein Kochbuch über die französische Küche. Ein Geschenk zur Hochzeit von einem ihrer Onkel, der mit Tante Giselle, einer Französin, verheiratet war.

Nach Rezepten zu kochen erforderte eine gewisse Fähigkeit an Konzentration. Diese hatte er eigentlich nicht, doch wusste er längst, dass Kochen eine besonders anspruchsvolle Konzentrationsübung ist. Schon ein Rezept zu lesen, zu verstehen und wenigstens Teile daraus nicht sofort wieder zu vergessen war für ihn kaum möglich. Das Kochen selbst wurde schon ab zwei Töpfen zum Marathon-Gedächtnistraining, da ein Topf mit Deckel für ihn immer mit der Frage verbunden war, was in diesem Topf enthalten sei. Nahm der den Topfdeckel hoch, war sofort darauf – in demselben Moment, in dem er den Topf mit dem Deckel schloss – das Gesehene auch schon wieder vergessen. Dazu kam dann aber noch das Würzen und Salzen. Was hatte er an Salz und Gewürzen bereits in welchem Topf zugefügt? Oder wie lange kochte es schon in den einzelnen Töpfen? Unlösbare Fragen und Schwierigkeiten! Wie er mit Gedächtnis gekocht hätte, hätte er zu gerne gewusst!

Trotz dieser vielen Probleme ließ er sich dann eines Tages darauf ein, für seine Frau und ihre Kollegin ein Abendessen zu kochen. Vielleicht nur, weil er nicht abschätzen konnte, was dies für ihn bedeuten würde. Es galt, zunächst ein ansprechendes Rezept zu finden, Zutaten einzukaufen und vor allem, zu einem noch nicht festgelegten Zeitpunkt dieses Gericht auch servieren zu können. Bei gleichzeitiger Versorgung zweier kleiner Mädchen, die sehr viel Aufmerksamkeit verlangten. Vielleicht sagte er aber auch zu, weil Kochen ihm inzwischen sogar Spaß machte.

Er entschied sich für ein Rezept aus dem Kochbuch »Die französische Küche à la bonne femme«, dem Geschenk von Onkel Hans und Tante Giselle. Es gelang ihm auch tatsächlich, alles pünktlich zu servieren. Mit Hors-d'oevre und Dessert. Beim Servieren entdeckte er, dass das Tragen eines Tabletts mit einigen gefüllten Schalen, Tellern oder Gläsern ein erstklassiges Gleichgewichtstraining ist.

Die beiden Frauen schienen zufrieden, und er hatte eine weitere besondere Konzentrationsübung erledigt.

Kurz danach bereitete er ein Abendessen nur für seine Frau vor. Nachdem er gekocht und den Tisch gedeckt hatte, rief seine Frau aus dem Büro an, sie müsse länger arbeiten und könne nicht sagen, wann sie kommen werde. Diese Situation kannte er aus Film und Fernsehen. Allerdings riefen da die Männer ihre Frauen an. Dennoch kochte er weiter.

Wenn nicht nur auch noch Bettenmachen, Aufräumen und Staubsaugen zu erledigen gewesen wären! Außerdem klingelte es seiner Meinung nach ziemlich oft an der Tür. Ohne die geringste Vorstellung, wer vor der Tür stehen könnte, waren das spannende Momente. Er lernte unter anderem Staubsaugervertreter kennen, Leute, die ihm ein Zeitungsabonnement verkaufen wollten, und diverse Versicherungsvertreter, obwohl er keine Zeit hatte, sich mit diesen zu unterhalten. Warum wurde er nicht einfach in Ruhe gelassen?

Sein Wunsch, arbeiten zu gehen, wurde immer größer. Zugegeben konnte er sich eigentlich nicht vorstellen, wie das überhaupt möglich werden könnte. Ohne Gedächtnis. Er war ja auch immer noch sehr müde, und seine Stimme war auch noch viel zu leise. Von dem, was er am vorigen Tag erlebt hatte, war immer noch nichts in seinem Kopf zu finden. Selbst einen Film im Fernsehen anzusehen war für ihn nach so langer Zeit immer noch nicht möglich. Auch um die Handlung eines Films verstehen und begreifen zu können, musste er sich das zuvor im Film Geschehene merken können. Vor allem die Namen der einzelnen Figuren. Das konnte er sich aber nicht merken, und er schlief in solchen Situationen immer sehr schnell ein.

Beängstigend war für ihn, dass niemand in seiner Umgebung sein Problem zu bemerken schien. Deshalb war auch der Druck von Außenstehenden, der durch die Frage entstand, warum er nicht arbeite, immer deutlicher zu spüren. Der Verdacht, er sei ein Simulant, kam auf.

Eines Tages, als er mit der Kleinen in ihrem Buggy in der Stadt unterwegs war, traf er zwei Schulfreunde, die er jahrelang nicht gesehen hatte. »Da guck, der Theo hat's geschafft!«, rief der eine und meinte damit, dass er seine kleine Tochter dabei habe. Die beiden wussten nichts von seiner Gehirnblutung, schienen aber zu bemerken, dass er nicht in Form war. Dann wollte er den beiden von seiner Gehirnblutung erzählen.

»Hör auf, hör auf!«, wehrte einer von ihnen ab. »Das hat mir jetzt gerade noch gefehlt!«

Er studierte Maschinenbau und schien Stress im Studium zu haben.

Der Vater des anderen hatte eine Betonsteinfirma – daran konnte er sich noch erinnern –, und so fragte er ihn, ob er nicht in der Firma seines Vaters als Hilfsarbeiter arbeiten könne. Dies sei möglich, er würde angerufen, wenn sie ihn einsetzen könnten, erfuhr er.

Schon an einem der nächsten Tage erhielt er einen Anruf, und er erschien in der Betonsteinplattenfirma. Seine Aufgabe sollte darin bestehen, Winkelsteine herzustellen. Dazu musste er flüssigen Beton in eine Stahlform gießen und die Winkelsteine nach dem Erhärten des Betons aus der Form holen und wegstellen. Den Arbeitsvorgang hatte er schnell begriffen, und es gab dabei auch keine Probleme. Als ihn seine kleine Tochter fragte, was er denn arbeiten würde, erklärte er ihr, er würde Steine machen. Das konnte sie verstehen. Sie hatte jetzt also einen Papa, der Steine machte.

Dieser Arbeit ging er nur einige Tage nach, denn schon bald wurde er nicht mehr angerufen. Sie konnten ihn scheinbar wohl doch nicht gebrauchen. Oder hatten sie vielleicht erfahren, was es bedeutete, dass er eine Gehirnblutung gehabt hatte?

Das sollte er nie erfahren, es war auch nicht so wichtig, denn schon bald hatte er eine andere Arbeitsstelle. Diesmal in einer Kunststofffirma, in der er Kunststoffschrott in einer höllisch lauten Maschine zerkleinern sollte. Nach einigen Tagen erklärte ihm der Chef dieses Unternehmens, dass dies keine Arbeit für ihn sei. Er hatte erfahren, wie schwer krank er gewesen war.

Diesmal erhärtete sich in ihm die Befürchtung, dass es für ihn unmöglich werden könnte, Arbeit zu finden.

Arbeitssuche

Dennoch schrieb seine Frau für ihn Bewerbungen, und er wurde sogar zu zwei Vorstellungsgesprächen in Elektrofirmen eingeladen. Eins hatte er in Hameln und eins in Kassel. Eingestellt wurde er nicht. Vermutlich war das auch besser so, da er zu diesem Zeitpunkt höchstwahrscheinlich noch überfordert gewesen wäre.

Dann setzte er sich mit dem Arbeitsamt in Verbindung. Dort erfuhr er, dass er noch Anspruch auf einen Teil Arbeitslosengeld habe, da er ja nach seiner Berufsausbildung eine kurze Zeit in seinem Beruf gearbeitet habe. Dann wurde ihm durch das Arbeitsamt eine Fortbildung zum Informationselektroniker angeboten. Er willigte ein, ohne eine Vorstellung davon zu haben, was das für ihn bedeuten würde. Diesmal war es für ihn von Vorteil, dass seine Gedächtnisschwäche nicht sichtbar war. Wäre das der Fall gewesen, wäre es zu diesem Angebot nicht gekommen. Dass er eine Gehirnblutung gehabt hatte, hatte er im Arbeitsamt selbstverständlich gesagt. Dennoch wollten sie es mit ihm versuchen.

Dieser Lehrgang bestand aus zwei Teilen. Um am zweiten Teil teilnehmen zu können, musste er den ersten Teil mindestens mit einer ausreichenden Leistung abschließen. Sollte er das nicht schaffen, wäre der Lehrgang für ihn beendet.

Schnell kam es zu einem ersten Termin in einem Institut, das in Paderborn lag. Dorthin wollte er mit dem Zug gelangen, wobei allein schon das Zugfahren ein Abenteuer werden sollte. Das Schwierigste beim Bahnfahren war für ihn, dass er, kurz nachdem ein Zug auf dem Bahnsteig eingefahren war, schon nicht mehr wusste, aus welcher Richtung dieser gekommen war und ob er in die richtige Richtung fahren würde. Gott sei Dank hatte der Bahnhof des kleinen Städtchens, in dem er wohnte, nur ein Gleis. Das machte es ihm etwas einfacher. Nur einmal in der Zeit dieses Lehrgangs stieg er in einen Zug ein, der in die falsche Richtung fuhr.

In Paderborn musste er noch eine Wegstrecke mit einem Bus fahren. Irgendwie gelang es ihm, in den richtigen Bus einzusteigen, obwohl der Fahrplan an der Haltestelle für ihn zunächst unlesbar war und er mit den Zahlen und Zeichen auf diesem Plan zunächst nichts verbinden konnte. Dennoch schaffte er es, fast pünktlich am richtigen Ort zur richtigen Zeit zu erscheinen.

In diesem Institut gab es viele große Computeranlagen, die noch mit Magnetbändern arbeiteten. Die Absolventen seines Kurses waren Arbeitsuchende aus elektrotechnischen Berufen und hatten im Gegensatz zu ihm Berufspraxis. Der Grund dafür, dass er diesen Lehrgang nicht gleich zu Beginn abbrach, lag darin, dass er keine andere Chance sah, Arbeit zu bekommen.

Doch dann konnte er schon in der ersten Ausbildungsstunde bemerken, dass sich sein Gedächtnis etwas schneller erholte. Von großem Vorteil war für ihn, dass er zunächst nichts Neues lernen musste und den Unterrichtsstoff kannte. Dennoch sah er sich einer komplexen Problematik ausgeliefert, z. B. beim Rechnen mit seinem Taschenrechner. Da er sich nicht merken konnte, welche Zahlen er bereits eingetippt hatte oder an welcher Stelle er in einer Formel gerade rechnete, brauchte er immer viel zu viel Zeit. Dennoch schaffte er es, die ersten Tests durchzustehen. Immer war er in letzter Sekunde noch gerade so eben fertig geworden. Seine Noten waren natürlich nicht besonders gut, aber auch nicht besonders schlecht. Eigentlich war für ihn alles, was er während dieses Lehrgangs erledigen musste, eine Gedächtnistrainingsübung.

So musste er unter anderem aus einer Auswahl Widerstände einige Widerstände mit bestimmten Werten heraussuchen. An die Farbkodierung konnte er sich gerade noch erinnern, nicht jedoch daran, welche Widerstände er bereits überprüft hatte, und so wurde schon diese leichte Aufgabe für ihn ein Auftrag ohne Ende.

Ein noch viel stärkerer Trainingseffekt lag im Zeichnen von Schaltplänen von Platinen mit elektronischen Bauteilen. Immer wenn er sich die Lage der Bauteile auf der Platine von oben angeschaut hatte und sie dann umdrehte, um sich von unten die Leiterbahnen anzusehen, vergaß er, was er soeben gesehen hatte. Eigentlich hätte er die Platine ununterbrochen hin und her drehen müssen. Darauf verzichtete er aber.

Am schwierigsten war für ihn das Aufbauen von Versuchen mit dem Ermitteln von Messergebnissen. Schon bei einer einfachen Messschaltung mit Spannungsquelle, ein bis zwei Vielfachmessinstrumenten, Frequenzgeneratoren und natürlich den einzelnen Bauteilen der zu messenden Schaltung war er mit der Verbindung der einzelnen Elemente überfordert. Hatte er ein Ende eines Kabels in der Hand, konnte er sich leider schon nicht mehr daran erinnern, wo dieses eingesteckt war. Die Zeit lief dabei wie sonst auch viel zu schnell, und natürlich musste er auch Ergebnisse abliefern. Wie bei den schriftlichen Tests war er zu langsam, und dennoch war er mit seinen Leistungen auch hier nicht gut, aber auch nicht besonders schlecht. Das Ziel, diesen ersten Teil des zweiteiligen Lehrgangs mit ausreichenden Leistungen abzuschließen, schien ihm daher durchaus erreichbar. Die besondere Stresssituation trainierte zudem spürbar sein Gedächtnis, sodass er wenigstens versuchen wollte, an diesem Lehrgang bis zum Ende teilzunehmen.

Eine kleine Erleichterung hatte er dann dadurch, dass er mit zwei Teilnehmern dieses Kurses mit dem PKW mitfahren konnte und nicht mehr mit dem Zug fahren musste.

Das Ende dieses Lehrgangs war schnell erreicht. Leider war er etwas schlechter als ausreichend. Ihm wurde dennoch das Angebot gemacht, diesen Lehrgang fortzusetzen. Nach einer längeren Pause sollte er, ohne diesen Lehrgangsteil wiederholen zu müssen, gegen Ende des ersten Lehrgangs noch einmal einsteigen, um dann den zweiten Teil absolvieren zu können.

Hatte da jemand verstanden, dass sein Gedächtnis und seine Konzentrationsfähigkeit langsam immer besser wurden?

Arbeitserfahrungen

Doch dazu sollte es nicht mehr kommen. Die entscheidende Wende kam an einem Sonntag beim Mittagessen in ihrer Wohnung. Zu Gast hatten sie ein Ehepaar, das sie kurz zuvor kennen gelernt hatten und das etwas älter als seine Frau und er war. Sie hießen Thomas und Monika. Thomas war Chemie- und Biologielehrer an einem Gymnasium und versuchte, ihm die Vorgänge in seinem Gehirn zu erklären, die seine Gedächtnisprobleme verursachten.

Dann fragte Thomas ihn, ob er eigentlich einen Schwerbehindertenausweis habe. Diese Frage musste er verneinen und meinte, so schlecht gehe es ihm doch nun auch nicht. Doch Thomas erklärte ihm, dass er selbst wegen eines Unfalls einen solchen Ausweis habe und welche Vorteile ihm dieser bringe. Dass völlig normal aussehende Menschen wie Thomas Inhaber eines solchen Ausweises sein könnten, hatte er nicht gedacht.

Thomas riet ihm, auch einen solchen Ausweis zu beantragen, da dieser ihm vermutlich helfen könnte, eine Arbeitsstelle zu finden. Nach seiner Erfahrung, dass er nicht in der Lage war, einen schlichten Elektroniklehrgang mit Erfolg zu absolvieren, ließ er sich darauf schließlich ein, und der Ausweis wurde beantragt.

Nachdem er eine Untersuchung bei einem Neurologen über sich hatte ergehen lassen, wurde ihm dieser Ausweis ausgestellt. Damit bewarb er sich dann genau dort, wo er vor Jahren seine Berufsausbildung zum Fernmeldehandwerker absolviert hatte. Das war bei einem Fernmeldeamt in Bielefeld. Darüber, ob er überhaupt in der Lage sein würde, einen Wiedereinstieg in seinen vor Jahren erlernten Beruf zu schaffen, brauchte er gar nicht nachdenken. Schon wenige Tage nach Absendung seiner Bewerbungsunterlagen wurde er von dem

Personalchef des angeschriebenen Fernmeldeamtes angerufen und gefragt, ob er unbedingt als Fernmeldehandwerker arbeiten wolle oder ob er sich auch vorstellen könne, im Innendienst als Nichttechniker zu arbeiten.

Nach einem ausführlichen Telefonat sagte er selbstverständlich zu, ohne zu wissen, worauf er sich dabei einließ und welche Konsequenzen das für ihn haben sollte. Danach fingen die Ereignisse an, sich zu beschleunigen. Er bekam einen Termin für ein Vorstellungsgespräch, musste dann noch zum Vertrauensarzt und wurde als Verwaltungsangestellter eingestellt.

Natürlich konnte er sich nicht vorstellen, wie das überhaupt möglich werden sollte, da das Amt, das ihn einstellte, etwa 70 km entfernt in Bielefeld lag. Die Lösung des Problems erfolgte am Tag seiner Einstellung. Es waren etwa 20 junge Frauen und einige junge Männer, von denen die meisten gerade aus der Schule kamen, die zusammen mit ihm eingestellt wurden. Völlig überrascht erfuhr er an diesem Tag, dass er in seinem Heimatort arbeiten solle, weil dort die Telefonentstörungsstelle vergrößert worden sei und Personal benötige. Die Sorge, wie es für ihn möglich sein könnte, in Bielefeld zu arbeiten, hatte sich damit erledigt. Er sollte zurückfahren und sich bei seinem neuen Chef vorstellen.

Schon am nächsten Tag, viel schneller, als er es sich hätte träumen lassen können, saß er, völlig überrascht, in einem großen Raum mit einigen Schreibtischen und seltsamen Karteitrögen. Eine freundliche Kollegin erklärte ihm zunächst, was er dort erledigen sollte. Im Wesentlichen sollte er die vielen Karteikarten von Telefonkunden berichtigen. Für ihn eine Tätigkeit, die er von Anfang an bestens und zuverlässig erledigen konnte. Dabei ging es in erster Linie darum, die Daten der Telefonleitungswege auf den neuesten Stand zu bringen. Mit Bleistift und Radiergummi, da der PC in diesen Tagen noch nicht dafür eingesetzt wurde.

Für ihn war das keine abstrakte Tätigkeit, da er sich als Fernmeldehandwerker noch daran erinnern konnte, wie so ein Telefonleitungsweg aussah. Schon von der ersten Stunde an machte ihm diese Arbeit Spaß, auch wenn er am Abend mit seinen Kräften am Ende war. Als sie kurz nach Aufnahme seiner Arbeit an einem Abend Besuch von Freunden bekamen, hörte er sie sagen: »Du siehst aber müde aus!« Kurz danach schlief er ein.

In dem Bereich, in dem er jetzt arbeitete, waren überwiegend Frauen beschäftigt, weshalb er auch von Frauen eingearbeitet wurde. Junge Kolleginnen, die ihn immer erstaunt anguckten, wenn er in kurzen Zeitabschnitten die stets gleichen Fragen stellte.

Ihre Antworten hatte er meist in dem Augenblick vergessen, in dem er sich abwandte, um zurück an seinen Schreibtisch zu gehen. Dennoch ging er unbeschreiblich gern zur Arbeit, obwohl er nach Feierabend erschöpft und am Ende seiner Konzentrationsfähigkeit war.

Welche Arbeit in dem großen Raum noch erledigt wurde, begriff er erst nach einigen Tagen, als ihm eine Kollegin aufgefallen war, die den ganzen Tag mit freundlicher Stimme telefonierte. Bei ihr kamen die Störungsmeldungen der Telefonkunden an. Erst nachdem er das erkannte hatte, war ihm bewusst, dass er in einer Telefonentstörungsstelle arbeitete. Alles, was er dort zu erledigen hatte, waren einfache Tätigkeiten, die sein Gedächtnis und seine Konzentrationsfähigkeit trainierten.

Nachdem er sich nach einigen Tagen endlich merken konnte, in welchen Karteitrögen die einzelnen Ortsnetze abgelegt waren und welche Telefonvorwahlen in dieser Störungsstelle bearbeitet wurden, sollte er schließlich auch Störungsmeldungen entgegennehmen. Eigentlich war seine Stimme dazu noch zu leise, dennoch wurde er an diesem Platz eingearbeitet, nachdem die Kollegin mit der freundlichen Stimme schwanger geworden war und in den Mutterschutz ging. Diese Arbeit überforderte ihn noch stärker, als er vorher bei seinen Hausarbeitstätigkeiten überfordert worden war. Dabei brauchte er nur die Störungsmeldungen telefonisch anzunehmen, auf Zetteln die Störungsmeldung zu notieren, die Karteikarte der zugehörigen Telefonnummer aus dem Karteitrog zu suchen, den Zettel mit der Störungsmeldung an die Karteikarte zu heften und beim Prüfplatz abzugeben. Insgesamt für ihn eine anspruchsvolle Konzentrationsübung, da die Karteikarten mit den erledigten Störungsmeldungen nebenbei berichtigt und zurücksortiert werden mussten. Die Störungsmeldungen kamen den ganzen Tag über kontinuierlich herein, und so war er den ganzen Tag kontinuierlich im Training. Das gefiel ihm.

Bei ihm riefen fast alle Arten von Telefonkunden an: Privatkunden, Geschäftskunden, auch von großen Firmen, Krankenhäuser, Professoren der Fachhochschule seines Heimatortes und auch das Büro eines Bundestagsabgeordneten. Die Möglichkeit, telefonieren zu können, schien äußerst wichtig zu sein. Montagvormittag kamen die meisten Störungsmeldungen herein, und da hörte er auch, was am Wochenende alles passiert war. Einmal wurde ihm gemeldet, bei Waterloo hätten sie einen Telefonmasten umgefahren.

»Waterloo? Hatten sie da nicht auch den Ärger mit der Schlacht gehabt?«, fragte er sich. Und jetzt fuhren sie da auch noch einen Telefonmasten um. Das schien eine richtige Unglücksstelle zu sein. Aber lag Waterloo nicht in Belgien?

Mitte der achtziger Jahre kamen die ersten schnurlosen Telefone auf den Markt. Die ersten dieser Telefone waren recht unhandliche Apparate mit kurzen Antennen. Ziemlich schnell waren diese Geräte bei den Kunden beliebt und auch in Fernsehfilmen zu sehen, obwohl die ersten dieser Telefonapparate, mit denen man frei nach Belieben durch die Wohnung gehen konnte, einen entscheidenden Schwachpunkt hatten: die Akkus. »Akku defekt« schien eine Zeit lang die häufigste Störungsmeldung zu sein. Interessant war, dass es auch Kunden gab, die noch mit dem schwarzen W 48 telefonierten, einem Telefon, das nur in älteren Spielfilmen zu sehen war und für ihn schon fast zur Geschichte gehörte.

Jetzt hatte er nicht nur eine feste Arbeitsstelle, sondern eine Arbeitsstelle, die sein Gedächtnis trainierte. Würde es dadurch vielleicht für ihn möglich werden, eines Tages ein Gedächtnis mit normaler Merkfähigkeit zurückzubekommen? Auch jetzt erholte sich sein Gedächtnis nur sehr, sehr langsam, doch konnte er deutlich spüren, dass es besser wurde. Allerdings konnte er sich immer noch nur mit Mühe an den vorangegangenen Tag erinnern und war auch immer noch nicht in der Lage, einen Fernsehfilm zu sehen und zu verstehen. Ebenso wenig konnte er Bücher lesen und begreifen.

Zunächst schien es zwingend notwendig zu sein, die Telefonvorwahlen aus den Gebieten, aus denen die Störungsmeldungen hereinkamen, auswendig zu lernen. Die Kunden, die anriefen, nannten ihre Telefonnummer und den Ort oder die Stadt, wo sie wohnten. Schließlich bemerkte er, dass auch seine immer noch sehr leise Stimme durch das fast ununterbrochene Telefonieren kräftiger wurde. Zwar auch nur äußerst langsam, aber kontinuierlich. Nur gelegentlich gab es Telefonkunden, die verlangten, er solle lauter sprechen.

In dieser Zeit wurde seine ältere Tochter eingeschult. Ihr Schulweg lag auf dem Weg, den er zur Arbeit gehen musste, und so konnte er mit der Kleinen die ersten Schultage gemeinsam gehen. Nachmittags nach Feierabend ging er einen anderen Weg, der ihn über den Friedhof führte, über den er diagonal gehen musste. Für ihn war ein Friedhof jetzt der Ort endgültiger Entspannung. Fast hatte er es ja schon einmal geschafft, dort liegen zu können.

Seine beiden Töchter hatten in dieser Zeit gemeinsam ein Zimmer mit Etagenbett. Die Wände hatte er ihnen mit rosa

Farbe gestrichen. Abends brachte er die beiden Kleinen meistens ins Bett und las ihnen noch etwas vor. Zu den Kinderbüchern waren inzwischen auch Hefte von Lucky Luke gekommen und ein Buch von Janosch. Die Große konnte inzwischen nach einem länger dauernden Lernprozess selbst Fahrrad fahren, die Kleine saß bei ihm im Fahrradsitz. Natürlich konnte er das Gleichgewicht halten. Musste ja sein!

Er hatte es nicht erwartet, als er eines Tages, nachdem er ein Gespräch angenommen und sich ordnungsgemäß gemeldet hatte, gefragt wurde: »Do you speak English?« Ohne nachzudenken, antwortete er, wie er es gelernt hatte: »Yes, I do.« Das hätte er lieber nicht sagen sollen. Der Text, der ihm dann in fließendem Englisch mitgeteilt wurde, war viel zu schnell gesprochen und enthielt zu viele Wörter. Er hatte nichts verstanden, war aber in der Lage zu fragen: »Your phone number, please?«

Die Zahlen, die ihm dann genannt wurden, konnte er verstehen und auch notieren. Somit hatte er es das erste Mal mit einer Telefonnummer eines gestörten Telefonanschlusses eines englisch sprechenden Kunden zu tun. Was genau gestört war, musste in diesem Fall der Prüfplatz allein feststellen. In dem Gebiet, aus dem die Telefonkunden anriefen, wohnten auch Soldaten aus Großbritannien mit ihren Familien.

Weiterbildung

Dann kam es nach einigen Wochen zu einer Veränderung, die ihm schon zu Beginn mitgeteilt worden war. Zu seiner Ausbildung gehörte zu Beginn ein Verwaltungslehrgang, der ungefähr ein halbes Jahr dauern sollte und den er mindestens mit einer ausreichenden Leistung abschließen musste. Würde er diesen Lehrgang nicht mit »ausreichend« abschließen, würde er entlassen. Das wurde ihm am Tag seiner Einstellung bereits angekündigt. Daran hatte er aber schon nicht mehr gedacht, und so war er ziemlich überrascht, als er den Termin für den Lehrgangsbeginn mitgeteilt bekam.

Da diese Qualifikationsmaßnahme in Bielefeld stattfinden sollte, benötigte er ein Zimmer, um nicht jeden Tag fahren zu müssen. Dieses Zimmer konnte ihm seine Frau bei einer Witwe organisieren, die allein in einem Haus in Bielefeld wohnte. Ihr Name war Frau Weber. Da sie vom frühen Nachmittag bis spät in die Nacht hinein in einem Restaurant arbeitete, freute sie sich, dass er jetzt in dieser Zeit im Haus war. Meistens war sie schon zur Arbeit gegangen, wenn er zurückkam, und so sahen sie sich selten.

Sein Lehrgang fand in der City von Bielefeld in der fünften Etage eines Bürohauses statt, in dem es Türen gab, durch die er nur nach Eingabe eines Zahlencodes kam. Allein die Fahrt mit den öffentlichen Verkehrsmitteln sollte schon spannend werden. Seine Vermieterin erklärte ihm zwar genau, wo der Bus abfahren würde, mit dem er zur nächsten Straßenbahnhaltestelle gelangen könnte. Dennoch konnte er diese Bushaltestelle nicht beim ersten Versuch finden. Nach einer kurzen Busfahrt fuhr er eine relativ lange Strecke mit der Straßenbahn. In seinem ganzen Leben vorher war er noch nie täglich Straßenbahn gefahren, und da er sich nie die Stationen merken konnte, an denen die Straßenbahn gehalten hatte, wusste er auch nie, welche Station die nächste sein würde. So musste er blitzschnell reagieren, wenn die Bahn an der Haltestelle ankam, wo er aussteigen musste.

In solcher schwierigen Lage befand er sich auch während der Zugfahrt nach Bielefeld. Morgens, wenn er im Zug saß, war es draußen noch dunkel, sodass er nicht sehen konnte, wo er sich gerade befand. Da er sich auch hier nicht merken konnte, an welcher Station der Zug gerade gehalten hatte, wusste er auch im Zug nie, wo er gerade langfuhr und welches die nächste Station sein würde. In der Zeit zwischen den Bahnhöfen schien er wieder – ohne zu wissen, wo er gerade war – wie in einem Raumschiff zeitlos durch die Unendlichkeit zu reisen, ohne Vergangenheit und ohne Zukunft.

Einmal musste er während der Fahrt umsteigen, doch ohne sich merken zu können, wo er gerade war, konnte bei jeder nächsten Haltestation der Umsteigebahnhof sein. So waren auch im Zug schnelle Reaktion und blitzschnelles Handeln gefragt.

Gott sei Dank hatte er diese Zugfahrten im Dunkeln nur am Montagmorgen. Die Rückfahrten freitagnachmittags im Hellen waren wesentlich entspannter, doch auch da gab es spannende Situationen – wie die an einem verregneten Freitagnachmittag. Schnell war er damals kurz nach Abfahrt des Zuges eingeschlafen und wachte erst beim Halten des Zuges am Umsteigebahnhof auf, als es plötzlich still und leise war und er nur noch den Regen hören konnte. Müde schaute er aus dem Zugfenster und sah einen nassen Bahnsteig. Auch in diesem Augenblick hatte er wieder einmal alles vergessen und wusste nicht, wo er gerade herkam und wo er sich befand. Langsam fing er an zu denken, bis er es plötzlich wieder wusste. Ach ja, er saß ja im Zug und müsste höchstwahrscheinlich genau jetzt umsteigen. Ohne sicher zu sein, ob er wirklich schon umsteigen müsse, griff er seine Reisetasche und sprang aus dem Zug, der kurz danach weiterfuhr.

Eines Tages fragte er sich, wie es möglich werden sollte, diesen Lehrgang zu bestehen, wenn ihn schon das Zug- und Straßenbahnfahren überforderte.

Der Lehrgang überforderte ihn auch. Doch das wollte er nicht schon am Anfang zugeben und noch eine gewisse Zeit abwarten. Er wusste auch nicht, wie er das seiner Frau sagen sollte. Würde sie Verständnis haben? Oder würde sie sich vielleicht sogar von ihm trennen? Er befürchtete, der Abbruch des Lehrgangs hätte den Verlust seiner Arbeitsstelle zur Folge, wie es bei seiner Einstellung festgesetzt worden war. Sein kleines Gehalt, das er als Angestellter bekam, benötigten sie aber dringend, und so hatte er keine andere Chance, als zunächst ruhig und ganz locker zu bleiben. Deshalb wollte er einen kühlen Kopf bewahren – wenngleich das auch immer noch genau die Stelle war, wo sein Problem lag.

Jeden Tag neuen Unterrichtsstoff vermittelt zu bekommen, ohne ihn behalten zu können, brachte seine träge Merkfähigkeit langsam in Bewegung. In ihm reifte die Hoffnung, sein Gedächtnis würde gegen Ende des Lehrgangs vielleicht so gut sein, dass er schnell noch das Wichtigste bis zur Prüfung nachholen könnte. Da ihm dies möglich erschien, wollte er zunächst noch nicht den Lehrgang abbrechen und ruhig abwarten.

Der Ordner, in dem er die Unterlagen abheftete, die täglich ausgeteilt wurden, war für ihn ein Buch mit sieben Siegeln. Ein Blatt, das er darin abheftete, war zunächst einmal verschwunden und tauchte, wenn überhaupt, irgendwann zufällig wieder auf. Eine bestimmte Seite in diesem Ordner zu suchen, das dauerte einfach zu lange, sodass der Unterricht längst weitergegangen war, wenn er endlich die richtige Seite gefunden hatte.

Was war falsch gelaufen, fragte er sich immer wieder. Wieso musste er ohne Gedächtnis einen Lehrgang absolvieren?

An einem herrlichen Spätherbstnachmittag mit blauem Himmel und klarer, kalter Luft traf er kurz vor dem Haus Frau Weber, bei der er wohnen durfte, und ging mit ihr die letzten Schritte gemeinsam. Kurz vor der Haustür fragte sie ihn, ob er nichts bemerkt habe. Er sah sie an und wusste nicht, was sie meinen könnte.

»Der Hut – ich habe einen neuen Hut!«, verkündete sie, so, als hätte er ihn von Anfang an bemerken müssen.

Dann sah er ihn auch. Wie hatte er das nur übersehen können?

An diesem Abend musste Frau Weber nicht ins Restaurant. Es war der einzige Abend, an dem sie in der Zeit, in der er bei ihr wohnte, nicht arbeiten musste. Sie verbrachten ihn in ihrem Wohnzimmer, wo sie bügelte, während er fernsah und sich mit ihr über Kochrezepte unterhielt. Längst wusste er, dass sie eine ausgezeichnete Köchin war und sehr viel über Kochen zu sagen hatte. Er erfuhr von ihr einige Kniffe und Fertigkeiten, die beim Kochen wichtig sind, und notierte sich auch einige Rezepte, die er später aber leider nicht wiederfinden konnte.

Schreibmaschine schreiben sollte er dann lernen. Mit allen zehn Fingern. Der Unterricht wurde in dieser Zeit noch an mechanischen Schreibmaschinen in einem eigens dafür eingerichteten Unterrichtsraum erteilt. Er bestand im Wesentlichen darin, nach einem Lernprogramm selbstständig die darin enthaltenden Übungen zu schreiben. Für ihn war das eine weitere erstklassige Gedächtnis- und Konzentrationsübung. Die geschriebenen Übungstexte wurden bei der Lehrbeamtin, welche die Aufsicht hatte, abgegeben und geprüft. Er wunderte sich, dass sie ihn nicht aus diesem Lehrgang warfen, wurde langsam immer besser und lernte, mit zehn Fingern zu schreiben.

Probleme hatte er damit, die Schreibgeschwindigkeit zu steuern. Er ging davon aus, dass er beim langsameren Schreiben weniger Fehler machen würde. Er konnte aber nicht langsamer schreiben.

Bald sollten sie dann auch Schreiben anfertigen, bei denen Abstände einzuhalten waren. Das übte er in seinem Zimmer bei Frau Weber mit einer kleinen Reiseschreibmaschine. Sein Gedächtnis wurde sehr langsam etwas besser, und manchmal hatte er sogar das Gefühl, er könne lernen. Jedenfalls hatte er inzwischen nicht alles vergessen. Probleme hatte er mit Formblättern, auf denen an bestimmten Stellen Angaben gemacht werden mussten. Obwohl diese Formblätter für ihn viel zu unübersichtlich waren und langsam der Prüfungstermin immer näher kam, wollte er sich immer noch nicht aus der Ruhe bringen lassen.

Das Frühstück nahm er während des Lehrgangs mit Brigitte und Katrin zusammen ein, zwei jungen Kolleginnen, mit denen er im Fahrstuhl dazu ins Erdgeschoss in ein Stehcafé fuhr. Katrin arbeitete schon länger im Fernmeldedienst und wollte noch die Ausbildung machen, Brigitte hatte gerade Abitur gemacht.

Vor der Prüfung war dann noch ein praktischer Arbeitseinsatz in den einzelnen Dienststellen zu absolvieren. Teilweise saß er dabei neben einer Kollegin am PC, die ihm die Computereingaben erklärte. Wenn er eine Eingabe wiederholen sollte, hatte er diese immer vergessen und musste stets erneut fragen. So sollte er diesen Lehrgang bestehen? Besonders am PC fühlte er sich deplatziert.

Immerhin war er bis jetzt noch nicht aus dem Lehrgang geworfen worden – doch der Prüfungstermin rückte immer näher ...

Termine einzuhalten, unabhängig davon, wie wichtig sie waren, war für ihn immer noch ein großes Problem, da auch Termine in seinem Gehirn verschwanden und von ihm unbeeinflussbar irgendwann wieder auftauchten. So war eine Vorbereitung äußerst problematisch.

Er bestand die Prüfung mit einer nicht besonders guten, aber auch nicht besonders schlechten Note, im schriftlichen und mündlichen Teil. Ihm wurde nicht gekündigt, er durfte weiterarbeiten und sein Gedächtnis in der Telefonentstörungsstelle bei der Störungsannahme weitertrainieren. In circa fünf Jahren sollte dann ein weiterer Lehrgang, ein Beamtenlehrgang, stattfinden. Diesem sah er gelassen entgegen, da sich sein Gedächtnis immer noch erholte, wenn auch leider nur sehr, sehr langsam.

Dann kam schon sein dreißigster Geburtstag, den er mit einem ausgedehnten Frühstück mit seinen Kollegen feiern konnte.

Eine technische Veränderung gab es in der Zeit seiner Abwesenheit. Neben dem Faxgerät stand ein kleiner Apparat mit einem Bildschirm. BTX, Bildschirmtext, konnte damit genutzt werden. Ein Vorläufer des Internet. Eine Technik, die sich damals in Deutschland nicht sehr erfolgreich etablieren konnte. Er fand diesen kleinen Kasten ziemlich interessant und versuchte herauszufinden, was damit zu machen sei. Dann durfte er an einem einwöchigen Computerlehrgang in Münster teilnehmen. Das sollte nur ein einfacher Lehrgang zum Kennenlernen sein, in dem es noch nicht darum gehen sollte, mit einem Computerprogramm selbstständig zu arbeiten. Das Hotelzimmer für eine Woche wurde vom Arbeitgeber bezahlt. Dieses Hotel zu finden, in dem für ihn ein Zimmer gebucht war, war kein Problem, da er sich mit einem Taxi fahren ließ. Am nächsten Tag pünktlich zu Lehrgangsbeginn im richtigen Unterrichtsraum zu sitzen, das war für ihn, der in kürzester Zeit alles vergessen hatte, eine viel anspruchsvollere Aufgabe. Wie ihm das gelingen konnte, vergaß er leider auch.

Er hatte es aber geschafft, sich dort einzufinden. Den Moment, als er das erste Mal in seinem Leben einen Computer einschaltete und geheimnisvolle Buchstaben und Zahlenreihen auf dem Bildschirm erschienen, hat er nie vergessen. Er wusste nicht, dass es für ihn höchste Zeit war, einen Computer einzuschalten, denn lange sollte es nicht mehr dauern, bis er damit arbeiten und sein Geld verdienen musste. Auch an der Entwicklung des Internets wurde bereits mit Hochdruck gearbeitet.

Glücklicherweise saß er nicht allein am Computer, sondern mit einem Kollegen, der älter als er war und ein gesundes Gedächtnis zu haben schien. Allein hätte er es sicher nicht geschafft, zusammen mit den anderen am Computer zur selben Zeit an derselben Stelle die gleichen Befehle einzugeben oder die richtige Seite in den Lehrgangsunterlagen aufzuschlagen.

Da der Lehrgang bis ca. 15.00 Uhr dauerte, hatte er nachmittags noch etwas Zeit, sich in der City von Münster umzusehen. Zu den Lehrgangsunterlagen gehörte auch ein kleiner Stadtplan von Münster, auf dem die wichtigsten Straßen in der City eingezeichnet waren. Mit diesem Plan stürzte er sich schon am ersten Nachmittag in ein Abenteuer. Die Erfahrung, dass er sich in einer fremden Umgebung nicht zurechtfinden würde, hatte er vergessen. Vorsichtig begann er mithilfe dieses Plans damit, sich die Umgebung seines Hotels anzuschauen. Es gelang ihm nur mit Mühe, nach ein bis zwei Straßen wieder zurückzufinden.

Dennoch fasste er schnell den Entschluss, weiter in die Stadt vorzudringen, und stand schon bald auf dem Prinzipalmarkt. Den hatte er gefunden, ohne zu wissen, wie er dorthin gekommen war und wie er wieder zurück ins Hotel kommen könnte. Irgendwie sollte es ihm aber gelingen. Ein Mann in seinem Alter verläuft sich doch nicht wie ein kleines Kind!

Die eine Woche Computerlehrgang war dann vorüber, ohne dass er in irgendeiner Weise besonders aufgefallen wäre und ohne dass jemand bemerkt hätte, dass er sich die Lehrgangsinhalte nicht merken konnte. Für ihn war das schon ein Erfolg. Von der Speicherfähigkeit eines Computers war er tief beeindruckt, obwohl die Computer Ende der achtziger Jahre bei Weitem noch nicht die Leistung der Geräte besaßen, die schon einige Jahre später auf den Markt kamen.

Dann kam ein weiteres, seine Lebenssituation und die seiner Frau veränderndes Ereignis. Ihre dritte Tochter war unterwegs, und diesmal mussten sie zu zweit eine endlose und erschreckende Zeit durchleben. Die Ärzte befürchteten, dass das Kind Behinderungen haben könnte, da sie zu viel Fruchtwasser hatte.

Der behandelnde Arzt konnte für sie einen Termin in der Uniklinik Düsseldorf besorgen, in der sie über eines der modernsten Ultraschall-Untersuchungsgeräte verfügten. Dort wurde das Baby genau auf alle möglichen Fehlbildungen untersucht. Es konnte aber keine Fehlbildung gefunden werden, und so blieb nur noch die Befürchtung, das Kind könne einen genetischen Fehler haben. Sollten die Jahre seiner Rehabilitation damit enden, dass sie ein behindertes Kind bekommen sollten? Die neun Monate dieser Schwangerschaft verliefen ungewöhnlich angespannt und sorgenvoll.

Die Geburt fand in einer angenehmen Atmosphäre statt, bei der auch der Chefarzt anwesend war. Die Kleine war gesund und die Freude über ein gesundes Kind unbeschreiblich.

Nach dieser Geburt ging seine Frau ein paar Jahre nicht in ihren Beruf zurück, sodass sie ein Familienmitglied mehr und einen Verdiener weniger hatten.

Anfang 1991 sollte sein Beamtenlehrgang ebenfalls in Münster stattfinden. Hätte er jetzt zugeben sollen, dass er immer noch nicht lernen konnte? Neun Jahre nach seiner Gehirnblutung?

Die Kandidaten dieses Lehrgangs waren wieder überwiegend junge Kolleginnen und zwei junge Kollegen. Im Vergleich zum ersten Lehrgang in Bielefeld fühlte er sich jetzt sehr viel sicherer, da er deutlich spüren konnte, dass er nicht mehr alles sofort vergaß.

Die Kursatmosphäre empfand er als angenehm, obwohl er bei seinen Kolleginnen und den beiden Kollegen schon eine gewisse Anspannung und Ernsthaftigkeit erkennen konnte. In einer Vorstellungsrunde hatte er auch kurz Gelegenheit, etwas von seiner Krankheit zu berichten.

Die meisten Kursteilnehmer waren wie er selbst auch in einem Hotel untergebracht, das vom Unterrichtsgebäude zu Fuß erreichbar war. Dieser Weg führte über den Domplatz am Dom von Münster vorbei.

Die Atmosphäre im Hotel wurde im Wesentlichen durch die Anwesenheit seiner jungen Kolleginnen geprägt, die sehr freundlich und sympathisch waren. Dass diese Form der Unterbringung aber auch wenig Distanz ließ, wurde ihm deutlich, als er eines Morgens beim Frühstück von einer über- aus liebenswürdigen Kollegin gefragt wurde, ob er schnarchen würde. Sie schlief in einem seiner Nachbarzimmer. Er konnte ihr nur antworten, dass seine Frau davon auch gelegentlich sprechen würde.

Ungefähr zur gleichen Zeit wie der Lehrgang begann auch der erste Irakkrieg. Weltuntergangsstimmung lag in der Luft. Abends im Hotelzimmer wurden im Fernsehen die Bilder der Bomben gezeigt, die mit Kameras bestückt waren, welche bis zum Aufprall der Bomben Bilder sendeten und in erschre- ckender Weise verdeutlichten, wie genau diese Bomben trafen.

Eines Tages wurde er von einer freundlichen jungen Kolle- gin gefragt, ob er nicht am Abend mit in die Stadt kommen wolle. Einige von ihnen wollten mal sehen, was in Münster zu unternehmen sei. Natürlich würden sie auch etwas essen gehen. Er sagte zu und wollte sich mit ihnen um kurz nach acht Uhr an der Hotelrezeption treffen. Jetzt hatte er einmal wieder einen Termin, den er auf keinen Fall vergessen wollte. Auch nicht vergessen durfte, denn wie würde das aussehen, wenn sie an der Rezeption im Hotel auf ihn warten würden und er nicht erschiene?

Als er dann dort pünktlich eintraf, warteten sie schon auf ihn und nahmen ihn mit. Da einige seiner Kolleginnen sich in Münster ein wenig auskannten, suchten sie nicht lange, bis sie ein Restaurant fanden, wo noch Plätze frei waren.

Die vielen Menschen und vollen Kneipen erinnerten ihn an seine viel zu kurze Zeit in Göttingen. Nach diesem ersten Abend bekam er tagsüber immer wieder Informationen, was abends unternommen werden könnte.

Natürlich gingen sie nicht jeden Abend in die Stadt. Wenn am nächsten Tag ein Test geschrieben werden sollte, lernten sie. Ob sie wussten, dass er Probleme mit dem Lernen hatte, konnte er nur vermuten. Es könnte sein, dass er bei der Vorstellungsrunde am Anfang etwas davon erwähnt hatte. Das wusste er aber nicht. Wenn ihn einige von ihnen nachmittags in der Stadt trafen, fragten sie ihn allerdings immer, ob er schon gelernt habe und ob er an den Test denken würde, der am nächsten Tag geschrieben werden sollte.

Vielleicht wussten sie es von Anna Fernandez, einer Kollegin, die auf seiner Fahrt nach Münster jeden Montag zustieg und mit der er freitags zurückfuhr. Es hatte lange gedauert, bis er bemerkt hatte, dass sie den größten Teil der Bahnstrecke gemeinsam fuhren. Auch verging eine viel zu lange Zeit, bis er feststellte, dass sie ihn morgens im Zug suchen musste, um ihn zu finden. Danach öffnete er das Fenster bei der Einfahrt des Zuges am Bahnsteig, sodass sie wusste, wo sie ihn finden konnte. Bei den Gesprächen im Zug hatte er ihr dann auch von seiner Gehirnblutung erzählt und davon, dass er Probleme mit dem Lernen habe.

Sie erzählte ihm dann, dass ihr Vater Spanier sei und vor Jahren an einer Herzkrankheit verstorben sei. Für ihren spanischen Namen hatte er jetzt eine Erklärung. Nur schien sie ihm für eine Spanierin ziemlich groß und auch zu blond. Zu ihren

Verwandten in Spanien habe sie immer noch Kontakt, berichtete sie. Sie fragte ihn bei den Gesprächen im Zug unter anderem auch, wie es ihm ergangen sei, nachdem er aus dem Koma erwacht sei. Daher wusste sie, dass Lernen für ihn ein Problem war.

Lernen! Sollte das jetzt für den Rest seines Lebens seine große Problemstellung sein? Immerhin konnte er den Lehrbeamtinnen und Lehrbeamten in den Unterrichtsstunden viel besser folgen als in seinem ersten Lehrgang vor fünf Jahren in Bielefeld. Sogar das Abheften seiner Unterlagen und das Wiederfinden gelang ihm erstaunlich leicht. Doch mal eben kurz was zu lernen, das wollte ihm immer noch nicht gelingen. Dabei konnte er bei seinen Kolleginnen diese Fähigkeit deutlich erkennen, die wirklich alles an Stoff in sich aufzunehmen schienen, was zu finden war. Er freute sich darüber, nicht alles zu vergessen, und darüber, dass er die regelmäßig geschriebenen Tests mit ausreichenden Leistungen absolvieren konnte.

Die Tage wurden spürbar wärmer und länger, die ersten Straßencafés öffneten – und dann war der Prüfungstermin sehr nahe! Durch seine Erfahrungen aus dem ersten Lehrgang vor fünf Jahren wusste er, dass es äußerst wichtig war, zunächst einmal ganz ruhig zu bleiben. Bei seinen Kolleginnen hatte er bereits eine gewisse Nervosität bemerkt. Ihm, der immer noch große Schwierigkeiten beim Lernen hatte, durfte das auf keinen Fall passieren. Also wollte er ganz locker bleiben. Die Zeit verging wie im Fluge, aber dennoch blieb genügend Zeit, gelegentlich abends in die City von Münster zu gehen, und auch tagsüber waren sie gelegentlich in der City unterwegs.

Dabei geriet er einmal in einem unaufmerksamen Moment mit einigen von ihnen in die Damenabteilung eines Kaufhauses. Er musste wohl wieder einmal eine Konzentrationsschwäche oder einen Ausfall gehabt haben. Sofort begannen seine Kolleginnen damit, sich einige Kleidungsstücke auszusuchen und sie auch anzuprobieren, und fragten ihn, wie ihm denn die eine oder andere Hose oder die eine oder andere Bluse gefalle. Selbstverständlich war es nicht immer leicht, dabei objektiv zu bleiben. Dass Besuche in Damenabteilungen mit Frauen äußerst problematisch sind, wusste er durch seine kleine Familie. Auch in ganzen Straßenzügen mit Kaufhäusern und Geschäften mit Damenkleidung konnte seine Familie oft nichts Passendes finden.

Ihm war klar, dass er in diese Situation nur dadurch gekommen war, dass er einen kurzen Augenblick unaufmerksam gewesen war. Unaufmerksamkeit schien sein Hauptproblem zu sein. Aber nicht nur das allein. Es schien auch noch andere Kernprobleme zu geben, die mit seiner schwachen Gedächtnisleistung zusammenhingen.

Ihm fehlten immer noch die kurzen Momente und Ereignisse, die sich unmittelbar zuvor ereignet hatten. Die Dinge, an die er sich erinnern konnte, lagen meist länger zurück. Wenn er sich an etwas erinnern konnte, kam dann noch das Problem hinzu, dass er die Ereignisse, Situationen oder Szenen, die in seinen Gedanken zu finden waren, zeitlich nicht zuordnen konnte. So konnten Situationen, die schon länger zurücklagen, bei ihm den Eindruck erwecken, er habe sie gerade eben erlebt. Ereignisse und Situationen, von denen er meinte, sie lägen weiter zurück in der Vergangenheit, hatten sich hingegen oft gerade eben erst ereignet. Dabei lief die Zeit unbarmherzig weiter, mit Situationen und Ereignissen, die er sich eigentlich hätte merken müssen – schon allein, um mitreden zu können oder zu verstehen, was gesagt wurde.

Fragen wie z. B. »Hat das gestern geklappt?« oder »Konntest du sie sprechen?« konnte er nicht beantworten, da er nicht wusste, was am Tag zuvor hätte klappen können oder wen er hätte sprechen sollen.

An einem der Abende in der beginnenden Frühlingszeit wollte er sich wieder einmal mit einigen Kolleginnen nach dem Abendessen an der Hotelrezeption treffen. Als er dort fast pünktlich eintraf, waren es acht schick angezogene Kolleginnen, die an der Rezeption auf ihn warteten.

Acht hatte er nicht erwartet, sodass er kurz erschrak und seine Augen schloss.

»Du brauchst keine Angst zu haben, Theo, wir tun dir nichts!«, versicherte da aber schon eine aus ihrer Mitte. Da war er aber beruhigt und freute sich, entspannt mit sechzehn Frauenbeinen in die Nacht von Münster hinausgehen zu können! Seine Aufgabe bestand nun vor allem darin, in Restaurants oder Diskotheken, die von außen nicht sehr einladend aussahen, vorzugehen. »Du gehst vor, du bist hier doch der Mann!«, ordneten sie an und warteten, bis er wieder herauskam und sein Okay gab.

Obwohl das Wetter warm und angenehm geworden war, verbrachte er die meiste Zeit in seinem Hotelzimmer und versuchte zu lernen, indem er sich immer und immer wieder den Unterrichtsstoff durchlas. Ihm war klar, dass das, was sich in seinem Gedächtnis festsetzte, viel zu wenig für die Prüfung war, die eines Tages unbarmherzig kommen würde. Wie konnte das passieren? Wieso war er in diese aussichtslose Situation gekommen? Er war Teilnehmer eines Lehrganges, in dem es um seine Zukunft ging, und darum, wie er sie gestalten könnte!

Er hatte aber kein normal arbeitendes Gedächtnis und war nicht in der Lage, schnell etwas zu lernen. Seine Kolleginnen und Kolleginnen schienen dieses Handicap nicht zu haben und verschlangen alles, was ihrer Meinung nach zu lernen war. Die letzten Abende kurz vor der Abschlussprüfung gingen sie alle dann auch nicht mehr abends in die Stadt, und so hatte er Gelegenheit, ein wenig das Lernen zu lernen ...

Äußerst mühselig war das! Wie war er nur in diese stressige Situation gekommen? Was hatte er falsch gemacht?

Der Kontrast hierzu waren die Wochenenden, die er mit seiner Familie verbrachte. Hätte er schon mal sagen sollen, dass es äußerst fragwürdig sei, ob er die Prüfung schaffen würde?

Gott sei Dank wäre ihm diesmal nicht gekündigt worden, wenn er die Prüfung nicht bestanden hätte. Dachte er. Aber wie hätte er das seinen kleinen Töchtern erklären sollen? Oder seiner Frau? Zunächst wollte er versuchen, die Prüfung zu bestehen.

Doch war dies ein realistisches Ziel? Zwar meinte er schon fast, langsam ein wenig lernen zu können, doch beunruhigte ihn, dass der von ihm gelernte Stoff in seinem Gehirn auf eine Art Reise zu gehen schien – so, als begebe sich das Gelernte auf eine Art Umlaufbahn. Es verschwand einfach für unbestimmte Zeit, tauchte aber irgendwann wieder auf. So, wie Phasen seiner Vergangenheit unerwartet, plötzlich und nicht lenkbar auftauchten, aber auch wieder wegbrachen. Würde das Ergebnis der Prüfung davon abhängen, welche Teile des Unterrichtstoffs zur richtigen Zeit greifbar wären?

Dann wollten doch Spannung und Nervosität von ihm Besitz ergreifen. Würde er es überhaupt schaffen, an den Termin im richtigen Moment zu denken und pünktlich zur Prüfung zu erscheinen?

Dann kam der Prüfungstermin, und er versuchte immer noch, ruhig zu bleiben, im Gegensatz zu einigen seiner Kolleginnen. Er wusste: Nervosität und Unruhe wären fatal und würden das Prüfungsergebnis gefährden.

Unmittelbar vor dem Prüfungstermin erhielt er einen traurigen Anruf einer Kollegin aus dem Kurs, die ihm mitteilte, ein junger Kollege aus dem Lehrgang sei bei einem Asthmaanfall verstorben. Er erinnerte sich, dass dieser am Anfang des Lehrgangs berichtet hatte, er sei wegen Asthma zu 100 Prozent schwerbehindert. Wie die meisten anderen Kandidaten dieses Lehrgangs war er ungefähr zehn Jahre jünger als er selbst und ungefähr in dem Alter, in dem er selbst im Koma gelegen hatte und fast gestorben wäre.

Die Erde mit ihren Bewohnern war für ihn ein Ort ständigen Kommens und Gehens geworden, was durch den frühen Tod dieses Kollegen bestätigt wurde.

Die Atmosphäre am Prüfungstag war locker und angenehm, auch durch die sympathische Kollegin, die Aufsicht hatte, beeinflusst. Er bestand diese Prüfung mit einer seiner Meinung nach durchschnittlichen und völlig ausreichenden Note.

Zum Abschluss ging er dann mit seinen Kolleginnen noch einmal essen. Danach sah er sie nie wieder. Auch die Kollegin, die ihn den größten Teil der Bahnfahrt begleitet hatte und die einen spanischen Nachnamen trug, sah er nach der letzten Zugfahrt nicht wieder. Jahre später erfuhr er, sie sei im Alter von Anfang 30 an Krebs verstorben und habe eine kleine Tochter und ihren Ehemann zurückgelassen.

Für ihn ging es dann zunächst in der Telefonentstörungsstelle weiter. Von seinem Chef, dem Fernmeldebezirksleiter, wurde er nach seiner Abschlussnote gefragt. Als er ihm diese mitteilte, meinte dieser nur: »Das ist doch in Ordnung! Viele haben das nur mit einer schwachen Vier geschafft.«

Kurz darauf kam die Vereidigung als Beamter. Aufgrund seines Alters konnte er problemlos auf Lebenszeit verbeamtet werden. Doch bedeutete das für ihn leider nicht, dass er es jetzt geschafft hätte. Seine Gehirnblutung lag jetzt, 1991, neun Jahre zurück, aber erst jetzt schien die Belastung unerträglich zu werden, da er sich auf andere Dienstposten bewerben konnte und in anderen Arbeitsbereichen eingearbeitet werden sollte. Er wusste nicht, was ihn erwarten würde, als er sich für eine andere Position bewarb, doch wollte er es unbedingt ausprobieren und bewarb sich für eine andere Stelle in seinem Amt, das gerade von Bielefeld in ein neues Dienstgebäude in Detmold eingezogen war.

Nach einem Telefonat mit seinem neuen Chef ging alles ganz schnell. Da ein Kollege kurzfristig einen Studienplatz bekommen hatte, sollte er einige Tage später schon in der anderen Dienststelle anfangen. Als er dort eintraf, war das neue Dienstgebäude noch nicht ganz fertiggestellt. Die Treppe hatte noch kein Geländer, und die Kantine war auch noch nicht geöffnet, aber seine neue Dienststelle war trotzdem schon eingezogen. Im Fahrstuhl traf er einen Kollegen aus der Dienststelle, die er suchte. Dieser nahm ihn mit und stellte ihn seinem neuen Chef vor. Von diesem wurde er durch die dazugehörigen Büros geführt und seinen neuen Kollegen und Kolleginnen vorgestellt.

Es waren zu viele Namen zu merken, doch fühlte er sich in der neuen Umgebung von Anfang an wohl. Der Kollege, für den er so kurzfristig anfangen sollte, zeigte ihm einige Tage kurz, was er am Computer einzugeben habe, und schrieb ihm alles genau auf. Jetzt war es für ihn eine Hilfe, dass er kurz vorher einen gebrauchten älteren Computer erworben und auch versucht hatte, damit zu arbeiten. So kannte er schon einmal die wichtigsten Eingabetasten. Hilfreich war auch, dass er Schreibmaschinenunterricht gehabt hatte.

Er arbeitete in der Bauvorbereitung, in der Wegesicherung, und hatte mit dem PC die Schreiben zu erstellen und abzusenden, die bei einem Planfeststellungsverfahren notwendig waren. Dazu gehörten auch große Straßenpläne, die zu kopieren waren und mit den Schreiben versandt wurden. Jetzt, 1992, etwas mehr als drei Jahre nach der »Wende«, erledigte seine Dienststelle die Wegesicherung auch für das Fernmeldeamt Potsdam, und so lernte er Orte wie Perleberg, Prignitz und Oranienburg kennen. Orte, von denen er vor der Wende nichts gehört hatte. Außer Potsdam. Potsdam kannte er aus dem Geschichtsunterricht.

Warum war sein Gedächtnis immer noch so gestört? Immer wieder machte er die gleichen Tätigkeiten und konnte sich dennoch nichts merken! Immer wieder las er die Computerbefehle von seinen Unterlagen ab, war aber nicht fähig, auch nur kurze Eingaben aus dem Gedächtnis zu wiederholen. Beängstigend! Aber es waren doch schon fast zehn Jahre seit seiner Gehirnblutung vergangen!

Dazu war er auch noch viel zu langsam. Seine Kollegen befürchteten, er würde die Arbeit nicht bewältigen. Sollte er jetzt endlich doch aufgeben? Wann würde er endlich wieder völlig normal arbeiten können, mit Gedächtnis und der Fähigkeit, lernen zu können? Vielleicht nie?

Zu seinen Aufgaben gehörte es auch, Schreiben unter anderem für den Chef zu erstellen. Natürlich auch mit dem PC. Eigentlich war er ja auch eine Schreibkraft, und dies sollte sich zu einer erstklassigen, außergewöhnlich anspruchsvollen Aufgabe entwickeln, die ihn sogar an seine Schulzeit erinnerte. Selbstverständlich waren diese Schreiben und Texte auch im PC abzuspeichern und mussten auch wiedergefunden werden. Ohne Gedächtnis war dies sehr schwierig. Vor dem Absenden wollte der Chef dann aber auch noch einmal einen Blick auf diese Schreiben werfen und Korrektur lesen. Wie ein Schuljunge stand er dabei dann neben dem Schreibtisch seines Chefs, der hervorragende Rechtschreib- und Kommaregelkenntnisse besaß. Auch die kleinsten und bedeutungslosesten Fehler wurden entdeckt.

Danach durfte er das rot markierte Schreiben noch einmal fertigen, ausdrucken und erneut seinem Chef vorlegen.

Das Arbeiten mit dem PC schien er inzwischen recht gut zu beherrschen, auch wenn er dabei gelegentlich immer noch durch seine eigene Frage abgeblockt wurde: »Was mache ich hier eigentlich?« Ohne eine Idee, wie diese Frage zu beantworten sei.

Allerdings dauerte die Erledigung seiner Arbeiten relativ lange, und dennoch hatte er schließlich das Gefühl, er sei eingearbeitet und in der Lage, seine Aufgaben zu erledigen.

Leider wurde seine Dienststelle durch Umorganisation im Unternehmen eines Tages aufgelöst. Er wurde in eine ganz andere Dienststelle versetzt, mit völlig neuen Tätigkeiten und vielen jungen Kolleginnen. Es war die Fernmelderechnungsstelle. Hätte es eine Alternative gegeben, hätte er versucht, in einer anderen Dienststelle unterzukommen. Hier waren auch seine direkten Vorgesetzten Frauen in seinem Alter und jünger. Hätte er ihnen zunächst erzählen sollen, dass er Gedächtnisprobleme habe? Zu spät! Freundlich wurde er begrüßt und in das Büro gebracht, in dem er ausgebildet werden sollte. Als er hörte, dass er zunächst geschult werden müsse, bekam er wieder dieses Gefühl, das ihn jetzt schon so viele Jahre begleitete.

»Das ist dein Schreibtisch. Alexandra, die dich ausbilden wird, hat heute Geburtstag und ist erst morgen wieder hier«, erläuterte die Kollegin, seine direkte Vorgesetzte, und gab ihm einige Unterlagen zur Einarbeitung. Am Schreibtisch gegenüber saß Birgit, eine auch noch recht junge Kollegin. »Wenn du Fragen hast, kann dir Birgit sicher weiterhelfen«, fügte sie noch hinzu und entschwand wieder.

Dieser erste Tag an seinem neuen Arbeitsplatz war nicht wirklich produktiv. Der folgende Tag sah da schon ganz anders aus ...

Er hatte gerade seine Jacke ausgezogen, als sie hereinkam. Eine junge Kollegin, Freundlichkeit und Sympathie ausstrahlend. Nach einer kurzen Begrüßung packte sie zunächst eine große Menge Süßigkeiten in eine Schüssel. Sie hatte am vorigen Tag Geburtstag gehabt. Über ihr Lebensalter zu sprechen schien ihr nichts auszumachen, und als er es erfuhr, rechnete er leicht aus, dass sie fünfzehn Jahre jünger als er war. Würde sie es vielleicht schaffen, ihm das Lernen beizubringen?

Seine Einarbeitung erwies sich als äußerst anstrengend, nicht nur, weil er von Anfang an alles mitschreiben sollte. Für die vielen Seiten, die er in kurzer Zeit schrieb, gab sie ihm einen Ordner. Sollte er diesmal vielleicht schon zu Beginn aufgeben?

Das wäre dann doch zu schade gewesen, denn auch hier gab es hervorragende Konzentrationsübungsaufgaben wie das Suchen von Computerprotokollen. Diese Protokolle lagen schon vorsortiert im Druckerraum und mussten mit Büroklammern an die Seiten geheftet werden, welche die Kolleginnen und Kollegen in den PC eingegeben hatten. Für ihn war das fast schon zu schwierig – doch hätte er sagen sollen, er schaffe das nicht? Natürlich nicht! Also machte er weiter!

Die ersten Tage waren wegen der vielen Süßigkeiten auch nicht allzu stressig. Außerdem war der Umstand, neben einer sympathischen jungen Kollegin an einem Schreibtisch vor einem Computer zu sitzen, auch nicht unerträglich. Inzwischen war er auch in der Lage, nicht mehr alles zu vergessen. Seinen neuen Kolleginnen und Kollegen wurde er von ihr in kürzester Zeit vorgestellt, und er kam durch sie in eine Frühstücksrunde, die sich nur freitags traf. Jeden Freitag war einer aus dieser Runde dafür verantwortlich, alles für das Frühstück einzukaufen. Abgerechnet wurde nach dem Frühstück. Auch in dieser Frühstücksrunde gab es außer einem Kollegen nur Kolleginnen. Für ihn bedeutete das natürlich, den Freitag, an dem er einkaufen musste, nicht zu vergessen!

Seine Ausbildung im Fernmelderechnungswesen gestaltete sich schwieriger als erwartet, da er sich viel zu viel merken musste. Sollte er jetzt vielleicht doch endlich aufgeben?

Die letzten warmen Spätsommertage waren vergangen, das Laub war von den Bäumen gefallen, und nun war es wieder kurz vor Weihnachten, und auch dieses Jahr sollte es eine Weihnachtsfeier geben. Diese fand in einem Hotel in rustikaler Atmosphäre statt. Nach dem reichhaltigen Essen vom Büfett legte ein DJ seine Platten auf. An einer Weihnachtsfeier mit Diskomusik nahm er das erste Mal teil. So etwas hatte er noch nicht erlebt, da war er sich sicher. Er hatte auch noch nie eine Weihnachtsfeier mit so vielen jüngeren Frauen erlebt. Schnell war die Tanzfläche von Kolleginnen überfüllt, die ihm zuwinkten, er solle mittanzen. Natürlich wollte er sie nicht enttäuschen, und so kam er zu ihnen auf die Tanzfläche, die er danach nicht mehr so einfach verlassen konnte.

Immer wenn er gehen wollte, wurde er von seinen Kolleginnen zurück auf die Tanzfläche gezogen. Den wenigen anderen Kollegen erging es genauso, und irgendwann war dann plötzlich auch dieser schöne Abend vorüber.

Kurz danach hatte er mit Alexandra einen Termin beim Chef. Vermutlich war ihm aufgefallen, dass es Probleme mit seiner Ausbildung gab. Jetzt war sie es, die sich für ihn beim Chef einsetzte und erreichen konnte, dass er noch eine kurze Zeit bei einem anderen Kollegen ausgebildet werden würde. Dieser Kollege war Daniel, der mit Conni in einem Büro saß. Dort konnte er sich etwas besser konzentrieren.

Nach dieser Ausbildungsphase musste er allerdings allein arbeiten. Eine besondere Schwierigkeit in dieser Dienststelle lag darin, dass für gewisse Dateneingaben in den Rechner genaue Termine einzuhalten waren. Das gelang ihm mit äußerster Konzentration oft nur durch längeres Arbeiten. Aufgeben wollte er aber nicht – jetzt nicht mehr, obwohl ihm noch immer der soeben erlebte Augenblick fehlte. Das, was kurz vorher geschehen war. Jetzt, etwa 15 Jahre nach seiner Gehirnblutung.

Dabei hätte er diese Fähigkeit jetzt dringend gebraucht, da er durch fast ununterbrochenes Umorganisieren in dem Unternehmen, in dem er arbeitete, immer wieder in anderen Aufgabenbereichen eingesetzt wurde.

Aber auch das war letztlich nur ein ausgezeichnetes Konzentrationstraining. Schon allein die ständigen Umzüge innerhalb des Dienstgebäudes brachten einen wertvollen Trainingseffekt mit sich.

Der Glanz des Augenblicks

Erst im August 2007 hatte er dann ein Erlebnis – so eindrücklich und außergewöhnlich, dass er sich das Datum aufschrieb: Es war der 4. August 2007, an einem Samstagnachmittag in einem Möbelgeschäft in Kassel. Er ging gerade allein an einer Stelle in diesem für ihn immer noch unübersichtlichen Möbelhaus vorbei, als er sich daran erinnern konnte, wenige Minuten zuvor genau an dieser Stelle gestanden zu haben! Er konnte auch den Unterschied wahrnehmen zu dem Zeitpunkt, als er dort das erste Mal gewesen war.

Unbeschreiblich – das Gefühl in diesem Augenblick! Das hatte er seit 1982 nicht erlebt, und er konnte es kaum glauben. Sollte er sich jetzt wirklich daran erinnern können, was kurz vorher geschehen war?

Nein, so deutlich wie in diesem Augenblick in diesem Möbelgeschäft sollte es ihm zunächst noch eine Zeit lang nicht wieder gelingen. Dennoch spürte er von diesem Augenblick an eine deutliche Verbesserung seines Erinnerungsvermögens. Als er dann später einmal wieder eine PC-Schulung hatte, wurde ihm deutlich bewusst, dass er sich wirklich unglaublich gut erinnern konnte! Gerade die vielen Seminare am PC hatten ihm immer große Probleme bereitet. Eigentlich hätte er diese ohne Gedächtnis auch nicht mit Erfolg absolvieren können. Doch ihm blieb keine andere Wahl. – Oder hatte er vielleicht schon längst wieder ein Gedächtnis?

Auf einmal war er plötzlich wieder zurück – der Glanz des Augenblicks, der ihm so lange gefehlt hatte!

Für ihn war und ist es unbeschreiblich beeindruckend, sich daran erinnern zu können, was vor ein oder zwei Sekunden geschehen ist – zu wissen, wer gerade zur Tür hinausgegangen ist und was er gesagt hat. Oder wann er seine Frau zuletzt gesehen hat und wie er sich von ihr verabschiedet hat und wohin sie gegangen ist. Und dann sind da ja noch so viele weitere Details des täglichen Lebens ...

Das Wissen um diese vielen kleinen und großen Ereignisse des täglichen Lebens ist unbeschreiblich kostbar und wertvoll und wie ein Schatz, den es zu bewahren gilt.

Und das dabei deutlich zu spürende Gefühl ist sicher so, als wäre ein Märchen, ein Traum, endlich wahr geworden. Als hätte ihn der Himmel berührt.

Dank

Danken möchte ich zunächst meiner Frau, die nie die Hoffnung und den Glauben verloren hat, dass ich wieder gesund würde, und mich bei meinem langen Weg zurück ins Leben begleitet hat. Ebenso meinen Eltern, Schwiegereltern und Freunden. Dann allen, die mir das Leben gerettet haben. Dem Klinikpersonal der Uniklinik Göttingen, das bei meiner Operation anwesend war. Denen, die mich gepflegt haben und die dafür gesorgt haben, dass ich in die Rehabilitation gekommen bin und nicht in ein Pflegeheim. Mein Dank gilt auch dem Personal der Neurologischen Klinik in Hessisch Oldendorf an der Weser. Ohne die Rehabilitation in dieser Klinik hätte ich keine Chance gehabt, zurück ins Leben und ins Berufsleben zu kommen.

Mein Dank gilt aber auch all denen, die für mich gebetet haben, und Gott, meinem Schöpfer, der auch mein Arzt ist. Ihm allein gehören Ehre, Ruhm und Würde.

Theobald Robert Jäger

Weitere interessante Bücher
aus dem Verlag Hartmut Becker

Volker Blum. **Kindersegen.** Von Kindern, Pflegekindern und den Vorzügen des Elternseins. 234 S., ISBN 978-3-929480-09-2.

Volker Blum. **Erfahrungen mit Tod und Sterben.** Vier wahre Geschichten. 101 S., ISBN 978-3-929480-31-3.

Dagmara Rabe. **Wenn ich sterbe, sollst du leben.** Eine Geschichte von Abschied und Aufbruch. 131 S., ISBN 978-3-929480-10-8.

Leporinus. **Wenn es Herbst wird im Leben.** Nachdenkliche Gedichte. 52 S., ISBN 978-3-929480-28-3.

Leporinus. **Fritz und Frauke.** Eine Jugendgeschichte in 7 Streichen, frei nach Wilhelm Buschs »Max und Moritz«. 48 S., ISBN 978-3-929480-18-4.

Leporinus. **Struwwelpeters Nachkommen.** Bedenkliche Geschichten und drollige Bilder, frei nach Dr. Heinrich Hoffmanns »Der Struwwelpeter«. 53 S., 28 Farbbilder, ISBN 978-3-929480-19-1.

Dr. med. Christoph Hilsberg. **Liebe und Sex für Teenies.** Praktischer Ratgeber für Jugendliche, junge Erwachsene und Eltern. 314 S., ISBN 978-3-929480-16-0.

Eugen Füner. **Ist die Schule noch zu retten?** Ideen und Vorschläge für ein ganz anderes Bildungskonzept. 281 S., ISBN 978-3-929480-08-5.

Else Wiegard. **Heute sterbe ich, heute lebe ich!** Leben mit einem schwerstbehinderten Kind. 5. Auflage, 205 S., 27 Fotos, ISBN 978-3-929480-23-8.

Margerite Sommerland. **Die Blumenfee.** Ein Märchen über die Kraft der Liebe. 237 S., 16,5 x 24,0 cm, 30 Farbbilder, gebunden, ISBN 978-3-929480-37-5.

Über weitere interessante Bücher aus dem Verlag Hartmut Becker können Sie sich auf der folgenden Internetseite informieren:

www.verlag-hartmut-becker.de